診療放射線技師国家試験出題基準に基づく国家試験対策シリーズ 7

診療放射線技師学生のための

なんで なんで？ どうして？

ー 放 射 化 学 ー

熊谷 孝三 編著
広島国際大学名誉教授

医療科学社

著者略歴

熊谷 孝三 （くまがい　こうぞう）

広島国際大学名誉教授（工学博士）

九州大学大学院工学府エネルギー量子工学博士後期課程修了

厚生労働省診療放射線技師国家試験委員、日本高等教育評価機構大学機関別認証評価員

広島国際大学客員教授・大学院総合人間研究科長・保健医療学部長・診療放射線学科長、九州大学医学部非常勤講師、京都医療科学大学医療科学部非常勤講師、三次看護専門学校非常勤講師、（一社）日本ラジオロジー協会理事、（公社）日本放射線技術学会理事、（公社）日本放射線技術学会放射線治療分科会会長、（公社）日本放射線技術学会第 62 回総会学術大会大会長、日本放射線治療専門放射線技師認定機構理事長、全国国立病院療養所放射線技師会理事、（公社）福岡県放射線技師会副会長、放射線治療研究会代表世話人、日本放射線治療品質管理機構理事などを歴任

第 57 回保健文化賞、厚生労働大臣表彰、福岡県知事表彰、福岡市長表彰、（公社）日本放射線技師会会長表彰、（公社）日本放射線技師会中村学術賞、（公社）日本放射線技術学会梅谷賞、（公社）日本放射線技術学会学術賞など受賞多数

はじめに

本書『診療放射線技師学生のための なんで なんで？ どうして？ 放射化学』は、診療放射線技師国家試験出題基準に基づいた放射化学の国家試験対策本です。

診療放射線技師になるためには大学や専門学校を卒業し、国家試験に合格しなければなりません。座学教育を受けて臨床実習（臨地実習）に臨むことになります。病院で患者の命に関係する診療を行うためには、最優先して国家試験の合格を目指す必要があります。

放射化学は専門基礎分野の科目です。かつて、大学生から「専門基礎分野の科目の知識をどうしたら覚えられますか」と尋ねられたことがあります。この時は、どうすれば学生にわかっていただけるであろうかと考えさせられました。このことを考え、工夫した参考書が本書です。「診療放射線技師国家試験出題基準」に基づいて執筆し、平易な文章・図・表を多用しています。会話形式でわかりやすく書いたつもりです。本書で実力がつき、国家試験の合格点を確保できるようになることは間違いありません。

そこで、皆さんに守って頂きたいルールがあります。本書を少なくとも 3 回読み、解答がなんでこうなるのかということを覚えてください。知識の習得に際して「私は暗記が苦手だ」と思わずに、「なんで」ということを考えて暗記してください。

人間は人生の中で「もっと勉強をしておけばよかった」と思う時期があります。それは「今」です。この気持ちを大切にし、人生の道を間違えないようにしてください。

また、社会人として患者の診療を行っている診療放射線技師の方々も、本書によって不足した知識を補って頂きたいと思います。患者の診療で「知らなかった」ということがないように専門知識を学習して頂きたいのです。本書を学ぶほどに放射化学の知識の深い診療放射線技師の姿が見えてくることでしょう。

最後に、本書の出版にあたり、ご尽力いただいた医療科学社編集部の齋藤聖之氏にお礼を申し上げます。

2023 年　7 月

著者　熊谷孝三

本書の学び方 1

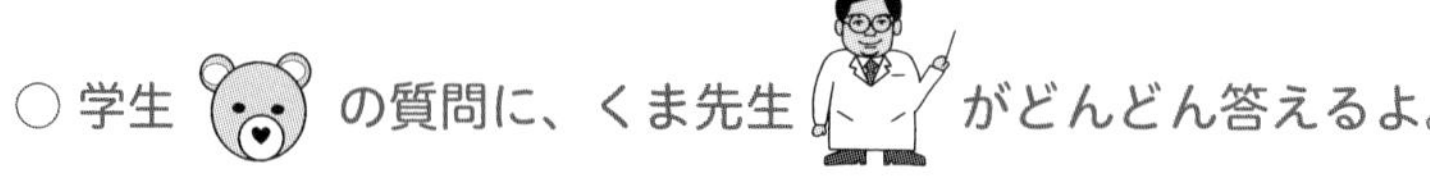

○ 本文を節ごとに読んだ後は、問題を解こう！

国家試験問題
出題基準に対応

章
INDEX

対話形式で
わかりやすい

実践的な問題

ポイントを
おさえた解説

1. 元　素

1. 元素
2. 放射性核種の製造
3. 放射化学分離と純度検定
4. 放射性標識化合物
5. 放射性核種の化学的利用
6. 放射化学の応用
7. 練習問題

A. 元素の性質

a. 周期律

周期律ってなぁ〜に？

周期律とは、元素を原子番号順に配列した場合、その性質（物理的、化学的性質）が周期的に変化するという法則だよ。

周期律表ってなぁ〜に？

周期律表とは、元素を周期律に従って配列した表だよ。
メンデレーエフが周期律表を発表したのだよ。
周期律表は、下表のように表されているよ。

元素の性質	族	第 1 族元素・第 2 族元素・第 3 族元素・第 4 族元素・第 5 族元素・第 6 族元素・第 7 族元素・第 8 族元素・第 9 族元素・第 10 族元素・第 11 族元素・第 12 族元素・第 13 族元素・第 14 族元素・第 15 族元素・第 16 族元素・第 17 族元素・第 18 族元素
分類	周期	第 1 周期元素・第 2 周期元素・第 3 周期元素・第 4 周期元素・第 5 周期元素・第 6 周期元素・第 7 周期元素・第 0 周期元素
	ブロック	s ブロック元素・p ブロック元素・d ブロック元素・f ブロック元素・g ブロック元素
	その他	金属の性質（金属・半金属・非金属・物質の状態）

【問題 1】 周期表は、元素をどんな数の順に並べたものか。

1. 電子数＋陽子数
2. 中性子の数
3. 陽子の数
4. 原子量
5. 電子数

【解説 1】

1. 電子数＋陽子数　→　×
2. 中性子の数　→　×
3. 陽子の数　→　○
4. 原子量　→　×
5. 電子数　→　×

赤いシートを
活用しよう！！

1. 元　素

1. 元素
2. 放射性核種の製造
3. 純度検定と分離と
4. 放射性標識化合物
5. 放射性核種の化学的利用
6. 放射化学の応用
7. 練習問題

A. 元素の性質

a. 周期律

重要な用語を
覚えよう

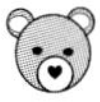

周期律ってなぁ～に？

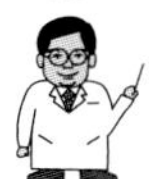

周期律とは、元素を原子番号順に配列した場合、その性質（物理的、化学的性質）が周期的に変化するという法則だよ。

付録
透明赤シート

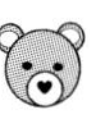

周期律表ってなぁ～に？

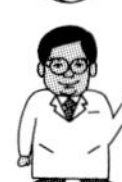

周期律表とは、元素を　　　に従って配列した表だよ。
　　　　　が周期律表を発表したのだよ。
周期律表は、下表のように表されているよ。

元素の性質	族	第 1 族元素・第 2 族元素・第 3 族元素・第 4 族元素・第 5 族元素・第 6 族元素・第 7 族元素・第 8 族元素・第 9 族元素・第 10 族元素・第 11 族元素・第 12 族元素・第 13 族元素・第 14 族元素・第 15 族元素・第 16 族元素・第 17 族元素・第 18 族元素
元素の分類	周期	第 1 周期元素・第 2 周期元素・第 3 周期元素・第 4 周期元素・第 5 周期元素・第 6 周期元素・第 7 周期元素・第 0 周期元素
	ブロック	s ブロック元素・p ブロック元素・d ブロック元素・f ブロック元素・g ブロック元素
	その他	金属の性質（金属・半金属・非金属・物質の状態）

【問題 1】 周期表は、元素をどんな数の順に並べたものか。

1. 電子数＋陽子数
2. 中性子の数
3. 陽子の数
4. 原子量
5. 電子数

問題を解いて
解説で確認しよう

【解説 1】
1. 電子数＋陽子数　→
2. 中性子の数　→
3. 陽子の数　→
4. 原子量　→
5. 電子数　→

本書の学び方 2

○ 練習問題は全部で 100 問！
○ 国家試験レベルの練習問題に挑戦し、実力を確認しよう。
○ 問題を 3 回解いて解答を覚えよう！

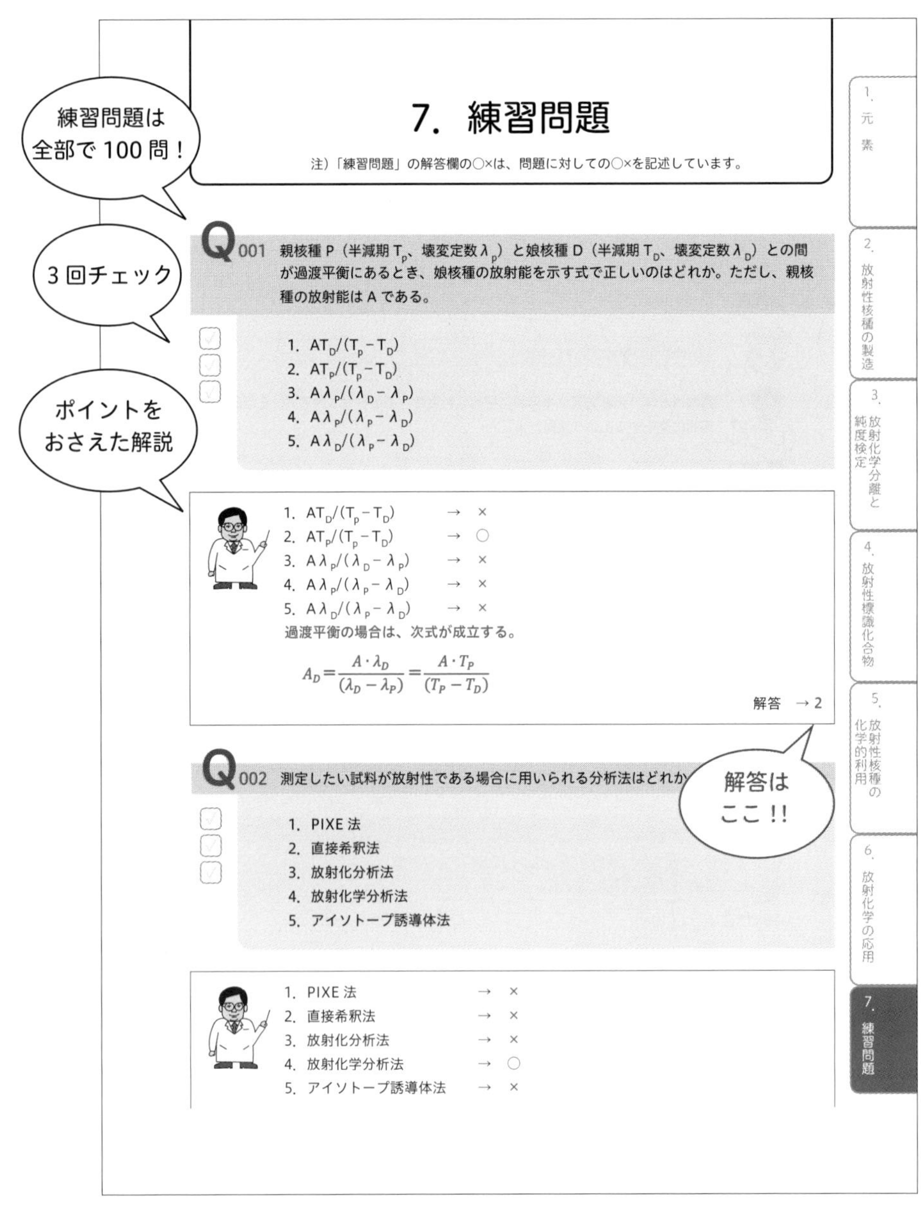

CONTENTS

1. 元　素

A. 元素の性質

a. 周期律

周期律ってなぁ～に？

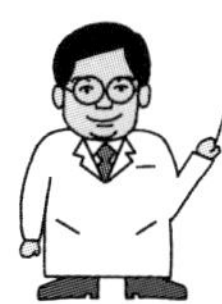

周期律とは、元素を原子番号順に配列した場合、その性質（物理的、化学的性質）が周期的に変化するという法則だよ。

周期律表ってなぁ～に？

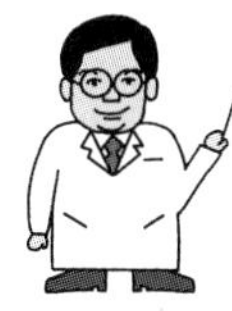

周期律表とは、元素を周期律に従って配列した表だよ。
メンデレーエフが周期律表を発表したのだよ。
周期律表は、下表のように表されているよ。

元素の性質	族	第 1 族元素・第 2 族元素・第 3 族元素・第 4 族元素・第 5 族元素・第 6 族元素・第 7 族元素・第 8 族元素・第 9 族元素・第 10 族元素・第 11 族元素・第 12 族元素・第 13 族元素・第 14 族元素・第 15 族元素・第 16 族元素・第 17 族元素・第 18 族元素
元素の分類	周期	第 1 周期元素・第 2 周期元素・第 3 周期元素・第 4 周期元素・第 5 周期元素・第 6 周期元素・第 7 周期元素・第 0 周期元素
	ブロック	s ブロック元素・p ブロック元素・d ブロック元素・f ブロック元素・g ブロック元素
	その他	金属の性質（金属・半金属・非金属・物質の状態）

元素記号を覚える方法を教えて！

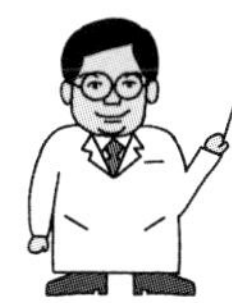

元素記号を覚えるのに苦労するよね。
「水兵リーベ僕の船」の語呂合わせが覚えやすいよ。

原子番号1～20
水 兵 リーベ　僕　の　船　名 前 が ある シップ ス　クラー ク か。
H He Li Be B C N O F Ne Na Mg Al Si P S Cl Ar K Ca
第4周期
闇 下 スコッチ バクロマン 徹 子 に どうせ会えんが ゲルマン幹 旋ブローカー。
K Ca Sc Ti V Cr Mn Fe Co Ni Cu Zn Ga Ge As Se Br Kr
第5周期
路傍のストローいじる子。鍋 持って狂って老人パラダイス。
Rb Sr Y Zr Nb Mo Tc Ru Rh Pd
銀行カードin、スースーすべって 行くぜ。
Ag Cd In Sn Sb Te I Xe
第6周期
芝のラーメン店、ハーフタンタンメン、練乳・お酢入り自白。
Cs Ba [La.] Hf Ta W Re Os Ir Pt
「金髪ハゲたら生 ビール」ポーズ　あとで連写。
Au Hg Tl Pb Bi Po At Rn
第7周期
フ ランス人の悪 老婦、ドブですぐボウリング始めたダサい老後。
Fr Ra [Ac.] Rf Db Sg Bh Hs Mt Ds Rg
コップにうんと触れろ。うっぷ、レバーで、うんお腹いっぱい。
Cn Uut Fl Uup Lv Uuo

元素記号の覚え方
「水兵リーベ僕の船」の歌

1	2	3	4	5	6	7	8	9	10	11	12	13	14	15	16	17	18
1 H 水素																	2 He ヘリウム
3 Li リチウム	4 Be ベリリウム											5 B ホウ素	6 C 炭素	7 N 窒素	8 O 酸素	9 F フッ素	10 Ne ネオン
11 Na ナトリウム	12 Mg マグネシウム											13 Al アルミニウム	14 Si ケイ素	15 P リン	16 S 硫黄	17 Cl 塩素	18 Ar アルゴン
19 K カリウム	20 Ca カルシウム	21 Sc スカンジウム	22 Ti チタン	23 V バナジウム	24 Cr クロム	25 Mn マンガン	26 Fe 鉄	27 Co コバルト	28 Ni ニッケル	29 Cu 銅	30 Zn 亜鉛	31 Ga ガリウム	32 Ge ゲルマニウム	33 As ヒ素	34 Se セレン	35 Br 臭素	36 Kr クリプトン
37 Rb ルビジウム	38 Sr ストロンチウム	39 Y イットリウム	40 Zr ジルコニウム	41 Nb ニオブ	42 Mo モリブデン	43 Tc テクネチウム	44 Ru ルテニウム	45 Rh ロジウム	46 Pd パラジウム	47 Ag 銀	48 Cd カドミウム	49 In インジウム	50 Sn スズ	51 Sb アンチモン	52 Te テルル	53 I ヨウ素	54 Xe キセノン
55 Cs セシウム	56 Ba バリウム	57～71 ランタノイド 元素	72 Hf ハフニウム	73 Ta タンタル	74 W タングステン	75 Re レニウム	76 Os オスミウム	77 Ir イリジウム	78 Pt 白金	79 Au 金	80 Hg 水銀	81 Tl タリウム	82 Pb 鉛	83 Bi ビスマス	84 Po ポロニウム	85 At アスタチン	86 Rn ラドン
87 Fr フランシウム	88 Ra ラジウム	89～103 アクチノイド 元素	104 Rf ラザホージウム	105 Db ドブニウム	106 Sg シーボギウム	107 Bh ボーリウム	108 Hs ハッシウム	109 Mt マイトネリウム	110 Ds ダームスタチウム	111 Rg レントゲニウム	112 Cn コペルニシウム	113 Nh ニホニウム	114 Fl フレロビウム	115 Mc モスコビウム	116 Lv リバモリウム	117 Ts テネシン	118 Og オガネソン
		ランタノイド 元素	57 La ランタン	58 Ce セリウム	59 Pr プラセオジウム	60 Nd ネオジム	61 Pm プロメチウム	62 Sm サマリウム	63 Eu ユーロピウム	64 Gd ガドリニウム	65 Tb テルビウム	66 Dy ジスプロシウム	67 Ho ホルミウム	68 Er エルビウム	69 Tm ツリウム	70 Yb イッテルビウム	71 Lu ルテチウム
		アクチノイド 元素	89 Ac アクチニウム	90 Th トリウム	91 Pa プロトアクチニウム	92 U ウラン	93 Np ネプツニウム	94 Pu プルトニウム	95 Am アメリシウム	96 Cm キュリウム	97 Bk バークリウム	98 Cf カルホルニウム	99 Es アインスタイニウム	100 Fm フェルミウム	101 Md メンデレビウム	102 No ノーベリウム	103 Lr ローレンシウム

元素の周期表

元素と特徴

族		元素	特徴
第 1 族	アルカリ金属	H、Li、Na、K、Rb、Cs、Fr	単体はいずれも銀白色で軟らかく、比重が小さく、融点が低い。 空気中では急速に酸化されるので石油中で保存する。 原子構造は外側に 1 個の電子を持ち、 この 1 個の電子を容易に失って 1 個の陽イオンになる。 常温で水と反応して水素を発生し、水溶液は強アルカリ性を示す。
第 2 族	アルカリ土類金属	Be、Mg、Ca、Sr、Ba、Ra	単体は比較的活性であり、溶融塩電解によって製造される。 銀白色の金属で軟らかく、希ガス構造の 2 価の陽イオンになりやすい。 電気的に陽性で共有結合の化合物はできにくい。
第 17 族	ハロゲン	F、Cl、Br、I、At	単体はすべて有色である。反応性が高く、いずれの単体も有毒である。 沸点・融点は原子番号の大きいものほど高い。ハロゲンはいずれも陰イオンとなりやすいため酸化力が強く、原子番号が小さいほど酸化力は大きい。
第 18 族	希ガス	He、Ne、Ar、Kr、Xe、Rn	常温で無色、無味、無臭の気体、単原子分子で融点、沸点は低い。これらの性質はすべて、その電子配置が希ガス構造をとっている。希ガスの液体・固体中での凝集は分子間力によっており、原子内電子数が多くなるほど強いので、原子番号とともに融点、沸点が高くなる。

第 6 周期、第 7 周期の元素の特徴

周期		元素	特徴
第 6 周期	ランタノイド	La、Ce、Pr、Nd、Pm、Sm、Eu、Gd、Tb、Dy、Ho、Er、Tm、Yb、Lu	4f 軌道の電子が詰まり（占有され）始める元素のブロック（f ブロック元素）で、セリウムから順に 4f 軌道に電子が 1 個ずつ詰まっていき、イッテルビウムで 4f 軌道が 14 個の電子に占有されてすべて埋まる。原子番号の増加とともに原子核の電荷が増加し、内側の 4f 軌道に同じだけの電子が詰まっていく。
第 7 周期	アクチノイド	Ac、Th、Pa、U、Np、Pu、Am、Cm、Bk、Cf、Es、Fm、Md、No、Lr	5f 軌道の電子が詰まり（占有され）始める元素のシリーズで、4f 軌道が詰まり始めるランタノイドと化学的性質が類似する。ただし、電子の詰まり方はランタノイドとはやや異なり、アメリシウムより軽い方の元素では 6d 軌道にも電子が入り込む。

【問題 1】 周期表は、元素をどんな数の順に並べたものか。

1. 電子数＋陽子数
2. 中性子の数
3. 陽子の数
4. 原子量
5. 電子数

【解説 1】

1. 電子数＋陽子数 → ×
2. 中性子の数 → ×
3. 陽子の数 → ◯
4. 原子量 → ×
5. 電子数 → ×

b. 同位体存在比

同位体ってなぁ～に？

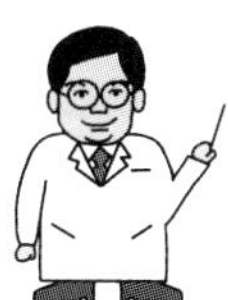

同位体とは、原子核中の陽子数が同じで中性子数が異なる核種のことだよ。
同位元素とも呼ばれるよ。
原子番号が同じなので元素の周期表では同じ位置を占めるよ。

同位体存在比とはなぁ～に？

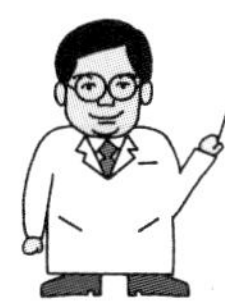

同位体存在比とは、同位体が存在する割合のことだよ。

同位体存在比の求め方

塩素には同位体が存在する。質量 35 の塩素 ^{35}Cl と質量 37 の塩素 ^{37}Cl である。これを合わせた塩素 Cl の平均値を 35.5 とする。このときの存在比を求めよ。

（解）

^{35}Cl の存在値を x とすると、もう一方の ^{37}Cl の存在比は 1－x で表される。
合計の質量は次式で求められる。

$35x + 37x(1-x) = 35.5$

よって　$x = 0.75$

つまり　^{35}Cl の割合が 75%、^{37}Cl の割合が 25% である。

放射能ってなぁ～に？

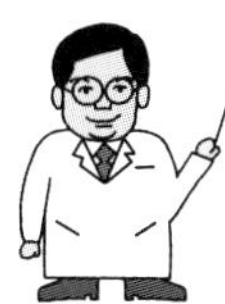

放射能とは、放射線を放出する能力のことだよ。
放射能の強さは、原子が放射線を放出して別の原子に変わる 1 秒間あたりの数だよ。

1 Bq（ベクレル）＝ 1 壊変 / 秒

核種とその表し方はどうしているの？

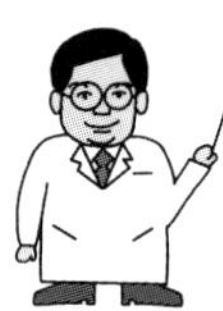

前述のように、核種は原子番号、質量数、安定性などによって決まる原子核の種類のことだよ。
核種の表し方は次表のようにするよ。

核種の表し方

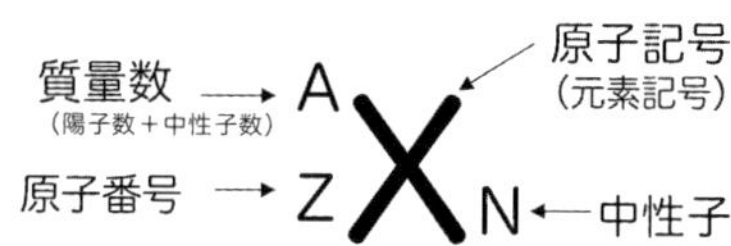

・原子番号（Z）と原子記号は 1：1 に対応しているので、Z は必ずしも書く必要がない。
・中性子数（N）は問題にすることがないので、通常は書かない。したがって、下図のように表す。

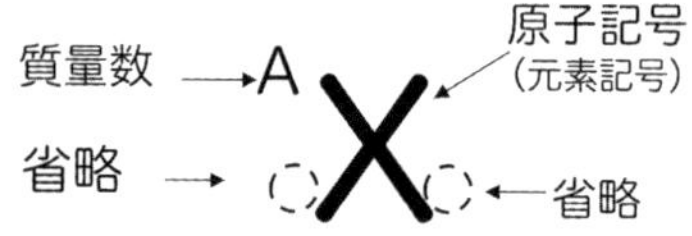

原子質量単位ってなぁ～に？

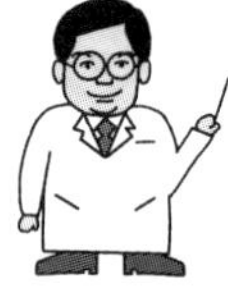

原子質量単位とは、質量数 12 の炭素の質量を「12 原子質量単位（記号：u）」と決め、この値を基準にして他の原子の質量を相対的に表す単位だよ。
質量 12 の炭素原子の質量の 12 分の 1 を「1 原子質量単位（＝ 1 u）」としたのだよ。
原子質量単位は小さい値で扱いにくいため、化学実験などで取り扱う単位としてモルを定めているよ。
1 モルには、アボガドロ数 N_A（6.022×10^{23} 個 / モル）の原子が含まれているのだよ。

ナトリウム 25.000g の原子数を求めよ。

（解）
1 モルは 6.02×10^{23} 個粒子である。
ナトリウムの安定同位体は ^{23}Na 原子 1 種類で原子質量は 22.9898 u である。したがって、1 モル＝ 22.9898 g である。ナトリウム 25.000 g のモル数は次式で表される。

$$\frac{25.000}{22.9898}=1.087\quad \text{モル}$$

ゆえに、原子数は

$$1.087\times6.022\times10^{23} = 6.546\times10^{23}$$

原子量ってなぁ～に？

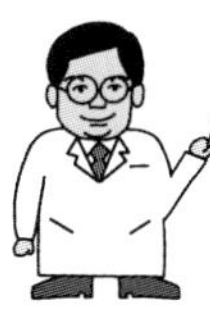

原子量とは一定の基準によって定めた原子の質量のことだよ。
炭素の同位体のうち炭素 12 を基準にとり、これを原子量 12.00000 としたものだよ。
すなわち炭素原子が 6.0221367×10^{23}（アボガドロ定数）個集まれば、その質量は 12.01115 g になるよ。
原子量は次式で表されるよ。

$$\text{原子量} = \frac{\text{元素の 1 原子あたりの平均質量}}{{}^{12}\text{C 原子の質量の } 1/2}$$

質量と結合エネルギーの関係はどうなっているの？

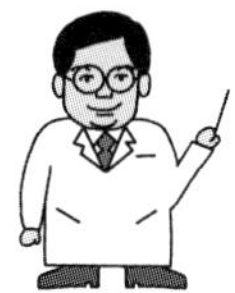

結合エネルギーは原子核を Z 個の陽子と N 個の中性子に分けるのに必要なエネルギーのことだよ。
原子核内の複数の核子（陽子と中性子）が相互作用して結合すると、質量欠損が生じるよ。質量欠損をエネルギーに換算したものが結合エネルギーだよ。
一般的に、結合エネルギーは次式で表されるよ。

$B(A, Z) = (ZM_H + NM_n) - M_{(Z, N)}$

ただし、A は質量数、Z は陽子数、M_H 水素原子の質量、M_n は中性子の質量、$M_{(Z, N)}$ は陽子 Z 個と中性子 N 個からなる原子の質量である。
エネルギー E は質量を m、光速を c とすると、下式で表される。

$E = mc^2$

1 u はエネルギーに換算すると、次のようになる。

$1\ u = 931.49\ \text{MeV}$

ヘリウムのエネルギー換算
ヘリウムは 0.03037 u より $0.03037 \times 931 = 28.27$ MeV ^{4}He は 4 個の核子を持つので、核子 1 個の結合エネルギーは 28.27 MeV/4 = 7.07 MeV

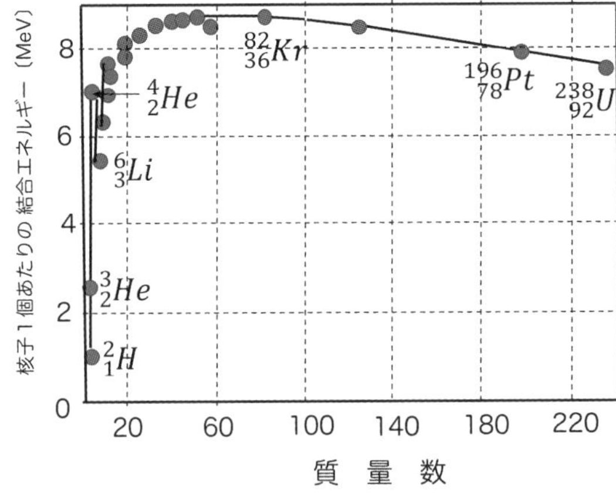

核子 1 個あたりの結合エネルギー

原子核の結合エネルギーの特徴を教えて！

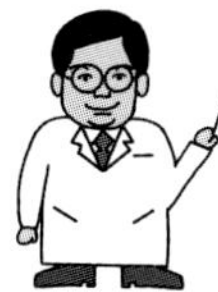

結合エネルギーの特徴は次の通りだよ。

結合エネルギーの特徴
・原子核の結合エネルギーは質量数に比例する。 ・核子あたりの結合エネルギーはほぼ一定である。 ・核子あたりの結合エネルギーは質量数 60 ぐらいで最大になる。 ・結合エネルギーは陽子数と中性子数が偶数の原子核の方が、奇数の原子核に比べてやや大きい。 ・質量数が小さい領域では、陽子と中性子は同数になろうとする傾向がある。

放射性壊変の種類を教えて！

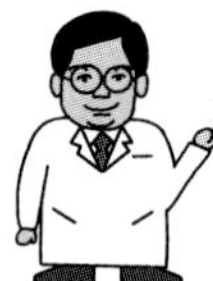

放射性壊変の種類は次の通りだよ。

放射性壊変	
α 壊変	・原子核からヘリウムの原子核が放出されて安定化する過程。 ・α 壊変に伴って新しく生成した核種は原子番号 2、質量数 4 だけ減少する。 $^{A1}_{Z1}X \rightarrow ^{A1-4}_{Z1-2}Y + ^{4}_{2}\mathrm{He}$
β 壊変	・原子核から中性微子が放出される反応形式
β⁻壊変	・原子番号が 1 だけ増加する。 $^{A1}_{Z1}X \rightarrow {}_{Z1+1}^{A1}Y + \beta^{-} + \upsilon$
β⁺壊変	・原子番号が 1 だけ減少する。 $^{A1}_{Z1}X \rightarrow {}_{Z1-1}^{A1}Y + \beta^{+} + \upsilon$
軌道電子捕獲	・軌道を回っている電子が原子核に捕獲される現象 $^{A1}_{Z1}X + e^{-} \rightarrow {}_{Z1-1}^{A1}Y + \upsilon$
γ 壊変	・励起状態の原子核がより安定な状態に遷移するときに、そのエネルギー差に相当する γ 線を放出する過程 $^{Am}_{Z}X \rightarrow ^{A}_{Z}Y + \gamma$
内部転換	・原子核の励起された状態が崩壊して、より低いエネルギー状態に遷移する場合に、γ 線を放出する代わりに軌道電子を叩き出す現象 $E_e = E_\gamma - E_b$ ここで、E_e は内部転換電子の運動エネルギー、E_γ は電磁遷移間のエネルギー、E_b は軌道電子の結合エネルギー ・励起状態にある原子がより安定な状態に遷移するとき、準位間のエネルギー差に等しいエネルギーを原子内の他の電子に与えて非放射的に遷移し、その際に 1 個の電子を放出する現象。その時に放出される電子がオージェ電子である。

親核種・娘核種ってなぁ～に？

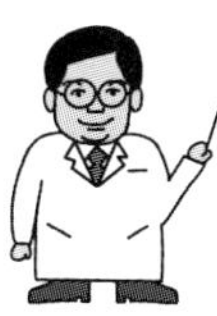

放射性壊変によって不安定な核種Aが核種Bに変化するとき、Aを親核種、Bを娘核種というのだよ。

B. 放射性核種

a. 過渡平衡、永続平衡

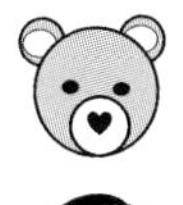

放射平衡ってなぁ～に？

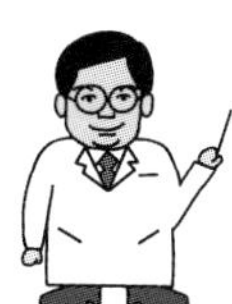

放射平衡とは親核種の崩壊で生じる娘核種がさらに崩壊している場合に、娘核種の生成と崩壊が釣り合って定常状態になることだよ。
放射平衡には、過渡平衡と永続平衡があるのだよ。
親核種と娘核種のそれぞれの原子数を N_1、N_2、壊変定数をが λ_1、λ_2 とすると次のように表されるよ。
親核種では

$$-\frac{dN_1}{dt}=\lambda_1 N_1$$

娘核種では

$$\frac{dN_2}{dt}=\lambda_1 N_1 - \lambda_2 N_2$$

それぞれを積分すると

$$N_1 = N_1 e^{-\lambda_1 t}$$

$$N_2 = \frac{\lambda_1}{\lambda_2 - \lambda_1} N_1\left(e^{-\lambda_1 t} - e^{-\lambda_2 t}\right) + N_2 e^{-\lambda_2 t}$$

ただし、N_1 および N_2 は親核種と娘核種の原子数である。
この式は複雑であり、次のように単純化する方がわかりやすくなる。

過渡平衡ってなぁ～に？

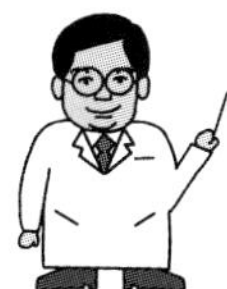

過渡平衡とは、十分に時間が経過すると親核種と娘核種の原子核数の比が最初の親の原子核数に無関係に一定となり、見かけ上娘核種は親の半減期で崩壊していくような現象が起きることだよ。
過渡平衡は、$\lambda_1 < \lambda_2$（$T_1 > T_2$）のとき生じるよ。
λ_1 は親核種の崩壊定数、λ_2 は娘核種の崩壊定数、T_1 は親核種半減期、T_2 は娘核種半減期だよ。
例えば、次のような放射平衡は過渡平衡だよ。

過渡平衡

$$^{140}_{56}Ba \xrightarrow[12.75日]{\beta^-} {}^{140}_{57}La \xrightarrow[40.27時間]{\beta^-} {}^{140}_{58}Ce$$

下図では、全体の放射能は約 4 日で平衡に達し、その後、親核種の半減期で減衰する。
次式が成り立つ。
娘核種の原子核は親核種の原子数に比例する。

$\frac{\lambda_2}{\lambda_2 - \lambda_1} > 1$ であるから、娘核種の放射能は親核種の放射能より若干高くなっている。

$$N_2 \approx \frac{\lambda_1}{\lambda_2 - \lambda_1} N_1 e^{-\lambda_1 t} = \frac{\lambda_1}{\lambda_2 - \lambda_1} N_1$$

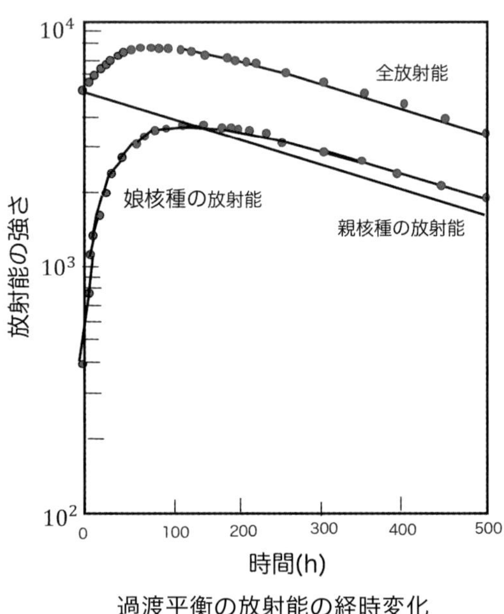

過渡平衡の放射能の経時変化

【問題 2】 過渡平衡が成立する親核種の壊変定数の関係はどれか。

1. $\lambda_1 \ll \lambda_2$
2. $\lambda_1 < \lambda_2$
3. $\lambda_1 = \lambda_2$
4. $\lambda_1 > \lambda_2$
5. $\lambda_1 \gg \lambda_2$

【解説 2】

1. $\lambda_1 \ll \lambda_2$ → ×
2. $\lambda_1 < \lambda_2$ → ◯
3. $\lambda_1 = \lambda_2$ → ×
4. $\lambda_1 > \lambda_2$ → ×
5. $\lambda_1 \gg \lambda_2$ → ×

永続平衡ってなぁ～に？

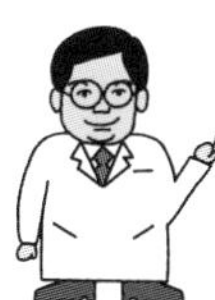

永続平衡とは、全体の放射能は次第に増加して一定の値に落ち着くことをいうのだよ。永続平衡は、$\lambda_1 \ll \lambda_2$（$T_1 \gg T_2$）の場合に生じるよ。
λ_1 は親核種の崩壊定数、λ_2 は娘核種の崩壊定数、T_1 は親核種半減期、T_2 は親核種半減期だよ。次のような放射平衡は永続平衡だよ。

永続平衡

$$ {}^{226}_{88}\mathrm{Ra} \overset{\alpha}{\underset{1600年}{\rightarrow}} {}^{222}_{86}Rn \overset{\alpha}{\underset{3.824日}{\rightarrow}} {}^{218}_{84}\mathrm{Po} $$

この場合、全体の放射能は次第に増加して一定になる。

$$N_2 \approx \frac{\lambda_1}{\lambda_2} N_1$$

また、A_1、A_2 は親核種および娘核種の放射能とすると

$$\frac{N_2}{N_1} \approx \frac{\lambda_1}{\lambda_2} = \frac{T_2}{T_1}$$

$$\lambda_1 N_1 = \lambda_2 N_2 = A_1 = A_2$$

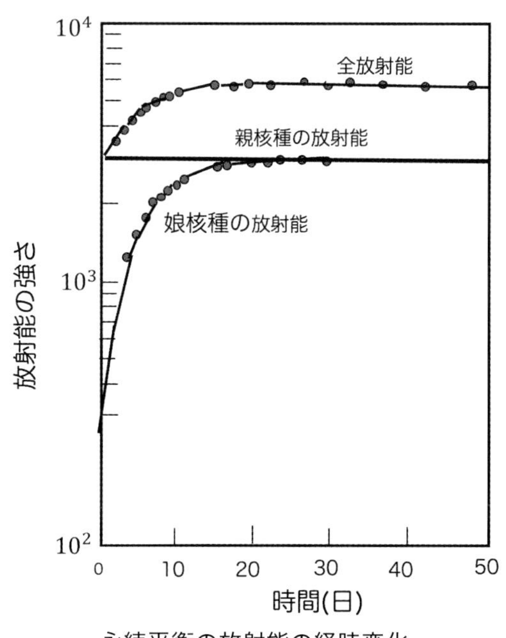

永続平衡の放射能の経時変化

永続平衡には、${}^{226}_{88}\mathrm{Ra} \rightarrow {}^{222}_{86}\mathrm{Rn}$ 以外にもたくさんあるが、次式は国家試験によく出題されている。

$$ {}^{90}_{38}Sr \overset{\beta^-}{\underset{28.74年}{\rightarrow}} {}^{90}_{39}Y \overset{\beta^-}{\underset{64.10時間}{\rightarrow}} {}^{90}_{40}Zr $$

【問題 3】 永続平衡が成立する親核種の壊変定数の関係はどれか。

1. $\lambda_1 \ll \lambda_2$
2. $\lambda_1 < \lambda_2$
3. $\lambda_1 = \lambda_2$
4. $\lambda_1 > \lambda_2$
5. $\lambda_1 \gg \lambda_2$

【解説 3】

1. $\lambda_1 \ll \lambda_2$ → ○
2. $\lambda_1 < \lambda_2$ → ×
3. $\lambda_1 = \lambda_2$ → ×
4. $\lambda_1 > \lambda_2$ → ×
5. $\lambda_1 \gg \lambda_2$ → ×

b. 物理的半減期、生物学的半減期、有効半減期

物理的半減期ってなぁ～に？

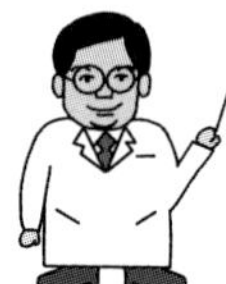

物理的半減期は、単に半減期ともいわれているよ。
放射性同位元素の放射能が元の半分になる時間だよ。
放射性核種にそれぞれ固有だよ。
半減期 T と壊変定数は反比例の関係にあり、次式が成り立つよ。

$$\frac{1}{2} = e^{-\lambda T}$$

$$\lambda = \frac{In2}{T} = \frac{0.69315}{T}$$

$$\lambda T = 0.69315$$

最初の放射性核種の原子数を N_0、t 時間後の放射性核種の原子数を N、半減期を T とすると、次式が成り立つよ。

$$N = N_0 \left(\frac{1}{2}\right)^{\frac{t}{T}}$$

放射能は放射性核種の原子数に比例するので、最初の放射性核種の原子数を A_0、t 時間後の放射性核種の原子数を A、半減期を T とすると次式が成り立つよ。

$$A = A_0 \left(\frac{1}{2}\right)^{\frac{t}{T}}$$

放射能の求め方

^{60}Co（1 MBq）の 7.8 年後の放射能を求めてみよう。
^{60}Co の半減期を 5.2 年とすると

$$A = 1\times10^6 e^{-0.693\times\frac{7.8}{5.2}} = 1\times10^6 e^{-1.04} = 0.354\times10^6\ Bq$$

【問題 4】 壊変定数だけで求められるのはどれか。2 つ選べ。

1. 物理的半減期
2. 生物学的半減期
3. 有効半減期
4. 壊変定数
5. 平均寿命

【解説 4】

1. 物理的半減期 → ○
2. 生物学的半減期 → ×
3. 有効半減期 → ×
4. 壊変定数 → ×
5. 平均寿命 → ○

生物学的半減期とはなぁ～に？

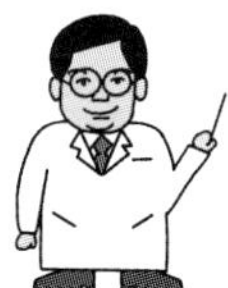

生物学的半減期は、体内または特定の組織や器官に取り込まれた放射性物質が、代謝により排出されることで半分になるまでの時間のことだよ。
この減少は、指数関数的またはそれに近い割合で起こるよ。

有効半減期とはなぁ～に？

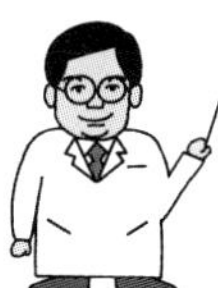

体内に取り込まれた放射性物質からの放射能は、核種の壊変・物質の代謝や排泄により減少するよ。
この放射能が半分になるまでに要する時間を有効半減または実効半減期というのだよ。
有効半減期、生物学的半減期、物理的半減期をそれぞれ T_{eff}、T_b、T_p とすると次式が成り立つよ。

$$\frac{1}{T_{eff}} = \frac{1}{T_b} + \frac{1}{T_p}$$

有効半減期の求め方

ヨウ素 ^{131}I の有効半減期を求めてみよう。
ヨウ素 ^{131}I の生物学的半減期は 120 日、物理的半減期を 8.02 日とすると、有効半減期は次式で求められる。

$$T_{eff} = \frac{T_b \times T_p}{T_b + T_p} = \frac{120 \times 8.02}{120 + 8.02} = 7.52 \text{ 日}$$

有効半減期は物理的半減期に近い値が得られる。また、生物学的半減期と物理的半減期が大きく異なるときは、物理的半減期と生物学的半減期の小さい方の値に近くなる。

【問題 5】　生物学的半減期を T_b、物理学的半減期 を T_p とすると有効半減期を表すのはどれか。

1. $\frac{(T_b + T_p)}{2}$
2. $\sqrt{T_b{}^2 + + T_p{}^2}$
3. $\frac{1}{T_b} + \frac{1}{T_p}$
4. $\frac{T_b T_p}{(T_b + T_p)}$
5. $\frac{1}{(T_b + T_p)}$

【解説 5】

1. $\frac{(T_b + T_p)}{2}$　→　×
2. $\sqrt{T_b{}^2 + + T_p{}^2}$　→　×
3. $\frac{1}{T_b} + \frac{1}{T_p}$　→　×
4. $\frac{T_b T_p}{(T_b + T_p)}$　→　○　$\frac{1}{T_{eff}} = \frac{1}{T_b} + \frac{1}{T_p}$
5. $\frac{1}{(T_b + T_p)}$　→　×

平均寿命とはなぁ～に？

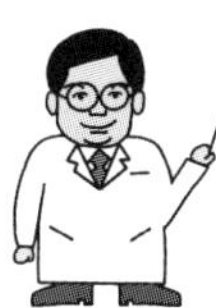

平均寿命τはそれぞれの放射性核種の壊変までの時間を合計し、その値を最初の原子数で除したもので、次式で表されるよ。ただし、T は半減期だよ。

$$\tau = -\frac{1}{N_0}\int_{t=0}^{t=\infty} t dN = \frac{1}{\lambda} = 1.433\,T$$

c. 天然放射性核種、人工放射性核種

天然放射性核種とはなぁ～に？

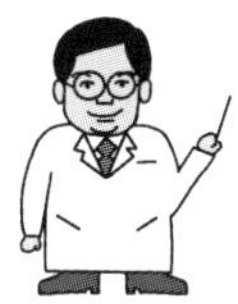

天然放射性核種は、天然に存在している放射性核種のことだよ。
3 つに分類されているよ。

天然放射性核種
1）3つの崩壊系列（ウラン系列、トリウム系列、アクチニウム系列）の親核種である。^{238}U、^{232}Th、^{235}U などは系列をつくり、^{40}K、^{87}Rb、^{147}Sm、^{176}Lu、^{187}Re などの系列をつくらない天然放射性核種を一次天然放射性核種という。 2）一次天然放射性核種の崩壊によって生じる、半減期の短い二次天然放射性核種である。 3）宇宙線により原子核反応で生成した ^{3}H、^{14}C などの誘導天然放射性核種である。 4）代表的な天然放射性核種には、^{232}Th、^{235}U、^{238}U、^{40}K、^{87}Rb、^{147}Sm、^{176}Lu、^{187}Re、^{3}H、^{14}C、^{7}Be、^{10}Be、^{22}Na、^{32}P、^{35}S、^{36}Cl がある。

一次天然放射性核種ってなぁ～に？

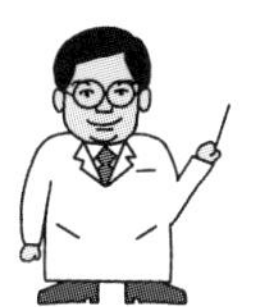

一次天然放射性核種の ^{232}Th、^{235}U、^{238}U は地球の創世期から存在しているよ。
^{237}Np は地球の創世期に存在したが、寿命が短く現在は存在していないよ。
系列崩壊ではα崩壊と β^- 崩壊を繰り返して安定同位体になるよ。

二次天然放射性核種とはなぁ～に？

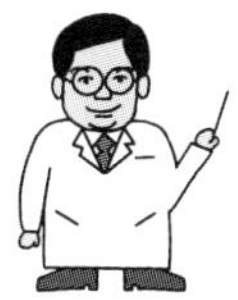

二次天然放射性核種は系列崩壊生成される一連の娘核種のすべてをいうよ。

系列	名称	親核種	量数を 4 で割る
4n 系列	トリウム系列	^{232}Th	余らない
4n+1 系列	ネプツニウム系列	^{237}Np	1 余る
4n+2 系列	ウラン系列	^{238}U	2 余る
4n+3 系列	アクチニウム系列	^{235}U	3 余る

代表的な天然放射性核種には、どんなものがあるの？

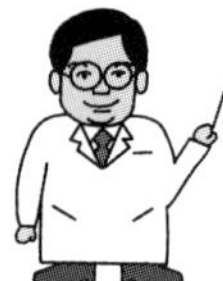

代表的な天然放射性核核と生成反応を次表に示すよ。

核種	半減期	壊変形式	主な β 線のエネルギー（MeV）と放出割合	主な生成反応
^{14}C	5.73×10^{3} 年	β^-	0.156 MeV － 100%	^{14}N（n, p）^{14}C
^{40}K	1.277×10^{9} 年	β^- EC	1.312 MeV － 89.3%	天然存在比 0.0117%
^{220}Rn	55.6 秒 娘 ^{216}Po	α	5.748 MeV － 0.11% 6.288 MeV － 99.9%	$^{224}Ra \rightarrow {}^{220}Rn$
^{222}Rn	3.824 日 娘 ^{218}Po	α	0.510 － 0.076%	$^{226}Ra \rightarrow {}^{222}Rn$

自発核分裂とはなぁ～に？

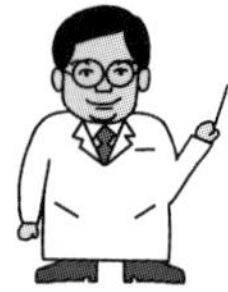

ウラン、トリウムなど重い核種は α 壊変を起こすが、ひとりでに核分裂を起こす核種があるよ。その結果、高エネルギーの核分裂生成物、中性子、β 線、γ 線を放出するのだよ。この現象が**自発核分裂**だよ。

【問題 6】 天然放射性核種はどれか。 2 つ選べ。

1. ^{14}C
2. ^{18}F
3. ^{67}Ga
4. ^{201}Tl
5. ^{232}Th

【解説 6】

1. ^{14}C → ○
2. ^{18}F → ×
3. ^{67}Ga → ×
4. ^{201}Tl → ×
5. ^{232}Th → ○

人工放射性核種とはなぁ～に？

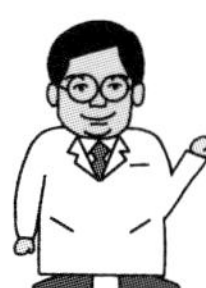

人工放射性核種は、原子炉やサイクロトロンなどの粒子加速器で人工的に核変換されて作られ、放射能を帯びた核種のことだよ。

人工放射性核種
1）核実験によるフォールアウト
2）原子力発電所の核燃料サイクルで作られる核種
3）放射線発生装置や原子炉で作られる放射性同位元素

フォールアウトの核種にはどんなものがあるの？

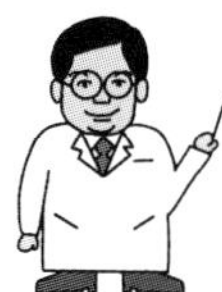

300 種類以上あるが、代表的な核種は次表の通りだよ 。

核種	備考
^{3}H	三重水素、質量が軽水素の 3 倍、化学的性質は軽水素と同じ、非常に弱い β 線を放出する。
^{79}Se	長寿命である。
^{85}Kr	放射性希ガスである。
^{89}Sr	塩化ストロンチウム内用療法に用いる。
^{90}Sr	長寿命核分裂生成物である。
^{129}I	放射性希ガスである。
^{131}I	放射性希ガス、長寿命核分裂生成物である。
^{131m}Xe	キセノンの放射性同位体である。
^{133}Xe	放射性希ガスである。
^{134}Cs	核分裂生成物で放射能汚染の原因になる。
^{135}Cs	長寿命核分裂生成物である。
^{136}Cs	放射性である。
^{137}Cs	長寿命核分裂生成物である。

核種の主な生成反応を教えて！

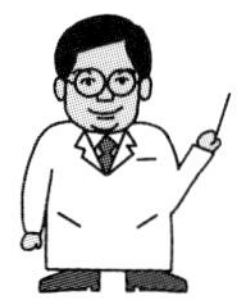

代表的な核種の半減期と生成反応は次表の通りだよ。

核種	半減期	主な生成反応
^{18}F	109.8 分	^{18}O（p, n）^{18}F、^{20}Ne（d, α）^{18}F
^{201}Tl	72.91 時	^{203}Tl（p, 3n）^{201}Pb → ^{201}Tl
^{13}N	9.965 分	^{13}C（p, n）^{13}N、^{16}O（p, α）^{13}N
^{15}O	2.037 分	^{15}N（p, n）^{15}O、^{14}N（d, n）^{15}O
^{11}C	20.39 分	^{11}B（p, n）^{11}C、^{10}B（d, n）^{11}C
^{123}I	13.27 時	^{124}Te（p, 2n）^{123}I、^{124}Xe（p, 2n）^{123}Cs → ^{123}Xe → ^{123}I
^{67}Ga	3.261 日	^{68}Zn（p, 2n）^{67}Ga、^{66}Zn（d, n）^{67}Ga
^{111}In	2.805 日	^{112}Cd（p, 2n）^{111}In、^{111}Cd（p, n）^{111}In ^{109}Ag（α, 2n）^{111}In

【問題 7】 人工放射性核種はどれか。2 つ選べ。

1. ^{40}K
2. ^{131}I
3. ^{137}Cs
4. ^{235}U
5. ^{238}U

【解説 7】

1. ^{40}K → ×
2. ^{131}I → ○
3. ^{137}Cs → ○
4. ^{235}U → ×
5. ^{238}U → ×

2. 放射性核種の製造

A. 核反応

a. 中性子核反応

核反応ってなぁ～に？

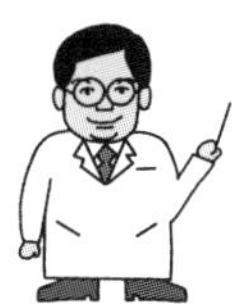

核反応とは、原子核が他の原子核や粒子との衝突によって別の種類の原子核に変わることだよ。
原子核反応ともいうよ。

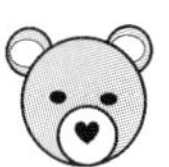

中性子核反応ってなぁ～に？

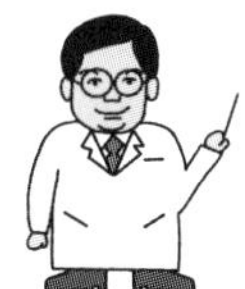

中性子核反応は、原子核に中性子、陽子や他の原子核が衝突し、原子核が変化する反応だよ。

中性子と物質の相互作用ってなぁ～に？

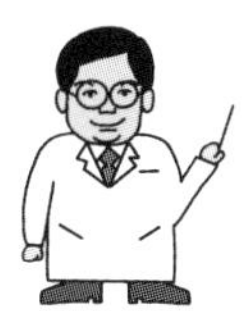

中性子と物質の相互作用には弾性散乱、非弾性散乱、捕獲、核分裂があるよ。

弾性散乱	衝突相手の原子核が重い場合は、中性子の運動方向は変化するが、速度はほとんど変化しない。原子核の受ける反跳も非常に小さい。正面衝突では、中性子の運動エネルギーはすべて陽子に与えられ（反跳陽子）、中性子はほぼ停止する。そのため水素を多量に含む物質は高速中性子を減速させる能力が高い（減速材）。減速された中性子は周囲と熱平衡に達し、熱中性子（常温では平均速度 2,200 m/ 秒、エネルギー 0.025 eV）となる。
非弾性散乱	衝突の際に原子核が励起され、その分中性子の運動エネルギーが減少する。鉄などの重い元素では、中性子は主に非弾性散乱によって減速される。励起された原子核は、γ 線を放出して基底状態に戻る。
捕獲	中性子が相手の原子核に吸収されてしまう反応である。熱中性子など、低速の中性子で重要な反応である。原子核の原子番号は変化せず、質量数が 1 増加する。その際、中性子の結合エネルギーに相当する γ 線が放出される場合が多い。
核分裂	天然のウラン中に 0.7% 含まれる ^{235}U は、熱中性子の捕獲反応によって ^{236}U に変化すると同時に核分裂し、2 個の核分裂生成物に分離するとともに数個の中性子、γ 線を放出する。核分裂生成物の質量分布（追加）は 95 と 134 付近を頂点とする 2 つの山を形成する。そのため原子炉の使用済燃料を処理すると、^{90}Sr や ^{137}Cs が多く得られ、放射線源として利用される。

中性子捕獲反応ってなぁ～に？

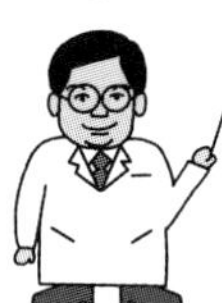

中性子が原子核に捕獲吸収されて、γ線を放出する核反応（n，γ）のことだよ。中性子を捕獲した原子は質量数が１だけ増し、原子番号は変わらないよ。
中性子捕獲によって一般に原子核は放射性になるよ。

b. 荷電粒子による核反応

荷電粒子による核反応ってなぁ～に？

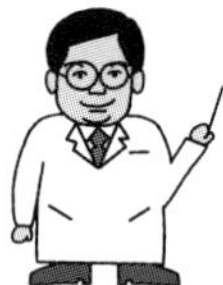

α線のように比較的エネルギーの小さな荷電粒子でも、ターゲットとなる原子核の原子番号が小さい場合はターゲット核周辺の電場が小さいため、相手の原子核と接触し、核反応を生ずることがあるのだよ。
^{9}Be は中性子を放出しやすい特異な原子核で、α線と ^{9}Be（α，n）^{12}C 反応を起こすよ。
^{241}Am と ^{9}Be の混合物を密封したもの（α線放出核種）は中性子源としてよく使われるよ。

c. サイクロトロン生成核種

核反応に荷電粒子を用いる装置ってなぁ～に？

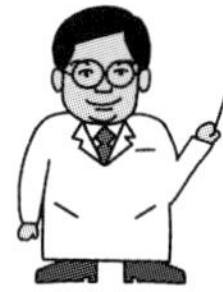

サイクロトロンなどが用いられているよ。
荷電粒子による生成核種に放射性核種 ^{65}Zn があるよ。
放射性核種 ^{65}Zn は、銅ターゲットに陽子（p）や重陽子（d）ビームを照射し、^{65}Cu（p, n）^{65}Zn あるいは ^{65}Cu（d, 2n）^{65}Zn 反応を利用して生成されるよ。

荷電粒子による核反応ってなぁ～に？

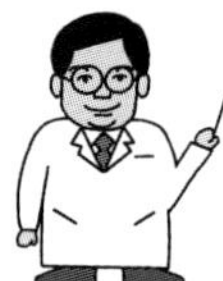

サイクロトロンで製造されている核種と核反応は次表の通りだよ。

製造核種	核反応
^{18}F	^{18}O（p, n）^{18}F ^{20}Ne（d, α）^{18}F
^{11}C	^{14}N（p, α）^{11}C
^{15}O	^{14}N（d, n）^{15}O ^{15}N（p, n）^{15}O
^{13}N	^{16}O（p, α）^{13}N
^{64}Cu	^{64}Ni（p, n）^{64}Cu

サイクロトロン生成核種には何があるの？

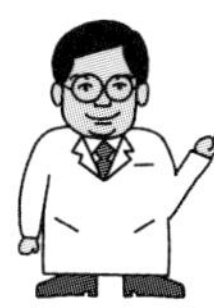

ガンマカメラなどの核医学検査と PET 検査に用いられる核種は次のようだよ。

検査用	核種
ガンマカメラなどの核医学検査に用いられる核種	^{67}Ga、^{201}Tl、^{111}In、^{123}I
PET 検査に用いられる核種	^{11}C（半減期 20 分）、^{13}N（半減期 10 分）、^{15}O（半減期 2 分）、^{18}F（半減期 110 分）、^{68}Ga（半減期 67.7 分）

【問題 8】 PET 検査に用いられる核種はどれか。

1. ^{18}F
2. ^{67}Ga
3. ^{111}In
4. ^{123}I
5. ^{201}Tl

【解説 8】

1. ^{18}F → ○
2. ^{67}Ga → ×
3. ^{111}In → ×
4. ^{123}I → ×
5. ^{201}Tl → ×

d. 原子炉生成核種

原子炉生成核種ってなぁ～に？

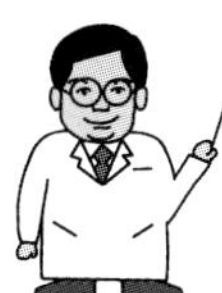

原子炉生成核種には、原子炉で ^{235}U の核分裂反応により製造される核種と原子炉から出る中性子で（n, γ）反応を起こさせ製造する核種があるのだよ。

製造	核種
^{235}U の核分裂反応により製造される核種	^{137}Cs、^{90}Sr、^{99}Mo、^{131}I、^{133}Xe
中性子で（n, γ）反応を起こさせ製造する核種	^{51}Cr、^{32}P、^{59}F、^{60}Co、^{99}Mo、^{198}Au

【問題 9】　原子炉で生成される核種はどれか。2 つ選べ。

1. ^{11}C
2. ^{13}N
3. ^{60}Co
4. ^{68}Ga
5. ^{137}Cs

【解説 9】

1. ^{11}C　→　×
2. ^{13}N　→　×
3. ^{60}Co　→　○
4. ^{68}Ga　→　×
5. ^{137}Cs　→　○

B. ジェネレータ

a. ジェネレータの親核種と娘核種

ジェネレータってなぁ～に？

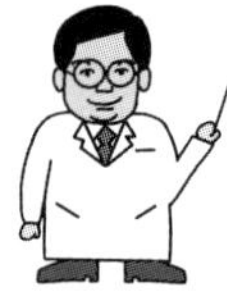

放射平衡の親核種から、娘核種をミルキングできるようにした装置のことだよ。

・簡単な操作でミルキングができるようにした装置で、アイソトープジェネレータまたはカウともいう。

・過テクネチウム酸ナトリウム（^{99m}Tc）注射液ジェネレータと、クリプトン（^{81m}Kr）ジェネレータの 2 つが放射性医薬品の生成に用いられているよ。

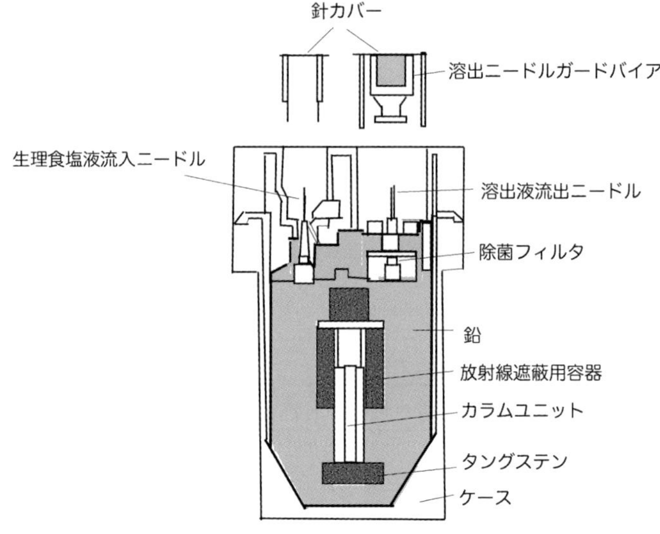

ジェネレータの構造

・^{99m}Tc ジェネレータ

壊変形式	^{99}Mo（半減期 66 時間）—β^-→ ^{99m}Tc（半減期 6 時間）—IT → ^{99}Tc
親核種の化学形	$(NH_4)_2{}^{99}MoO_4$ モリブデン酸アンモニウム
吸着剤 娘核種の化学形	アルミナ $Na^{99m}TcO_4$ 過テクネチウム酸ナトリウム
溶出液	生理食塩水
親核種の製法	^{98}Mo（n, γ）^{99}Mo または U（n, f）^{99}Mo

・^{81m}Kr ジェネレータ

壊変形式	^{81}Rb（半減期 4.6 時間）—β^+、EC → ^{81m}Kr（半減期 13 秒）—IT → ^{81}Kr
親核種の化学形	^{81}RbOH 水酸化ルビジウム
吸着剤	陽イオン交換樹脂
娘核種の化学形	^{81m}Kr ガス
溶出液	5W/V%ブドウ糖（ブドウ糖注射液）、加湿した空気・酸素（吸入用ガス）
親核種の製法	^{82}Kr（p, 2n）^{81}Rb

・^{99}Mo 壊変曲線と ^{99m}Tc 生成曲線

通常、過渡平衡では生成した娘核種の放射能が親核種の放射能を少しだけ上回り、その比が一定となる。しかし、^{99}Mo は 87.7%が ^{99m}Tc に、残りの 12.3%が直接 ^{99}Tc へと分岐壊変する核種である。そのため、過渡平衡は成立しているものの、^{99m}Tc の放射能が ^{99}Mo の放射能を超えることはなく、^{99m}Tc の放射能は最大でも ^{99}Mo の放射能の 0.946 倍にしかならない。^{99m}Tc が 24 時間ごとに取り出されている。

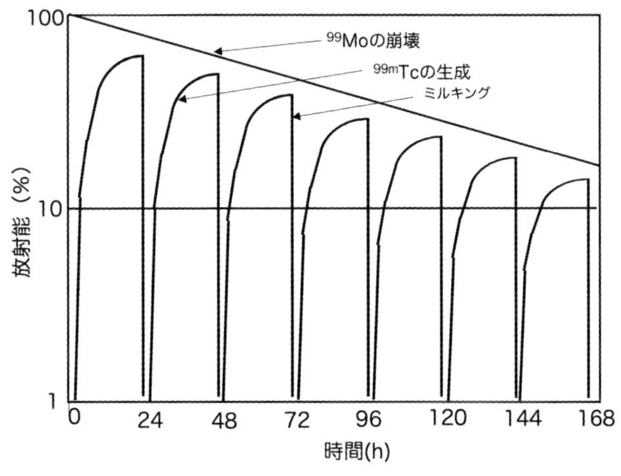

^{99}Mo 壊変曲線と ^{99m}Tc 生成曲線

放射平衡の親核種、娘核種ってなぁ〜に？

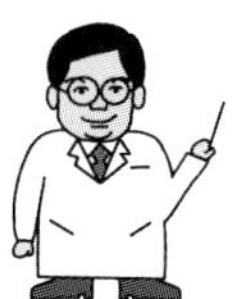

放射性壊変で、壊変前の核種を親核種、壊変後の核種を娘核種というのだよ。

b. ミルキング

ミルキングとはなぁ〜に？

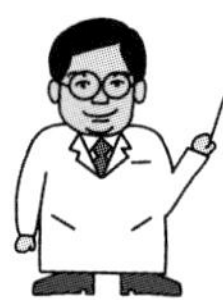

ミルキングとは、放射平衡が成立している場合、牛乳しぼりのように放射平衡にある親核種から娘核種を分離して集める操作のことだよ。

【問題 10】 ^{99}Mo-^{99m}Tc ジェネレータで正しいのはどれか。2 つ選べ。

1. 抽出に蒸留水を用いる。
2. $^{99m}TcO_4^+$ の形で溶出される。
3. ^{99}Mo の半減期は ^{99m}Tc よりも長い。
4. ミルキング後 13 時間で再び放射平衡に達する。
5. ^{99}Mo と ^{99m}Tc の間に過渡平衡が成立している。

【解説 10】

1. 抽出に蒸留水を用いる。	→ ×	生理食塩水
2. $^{99m}TcO_4^+$ の形で溶出される。	→ ×	$Na^{99m}TcO_4$
3. ^{99}Mo の半減期は ^{99m}Tc よりも長い。	→ ○	
4. ミルキング 後 13 時間で再び放射平衡に達する。	→ ×	24 時間後
5. ^{99}Mo と ^{99m}Tc の間に過渡平衡が成立している。	→ ○	

3. 放射化学分離と純度検定

A. 分離の基本

a. 担体（キャリア）、無担体（キャリアフリー）

担体とはなぁ～に？

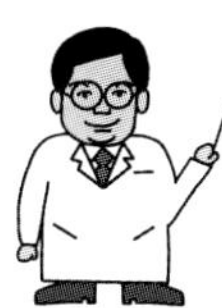

トレーサ濃度の放射性核種に対して、その非放射性同位体を適当量加えると、その後の化学的操作が簡単になり、分離や精製などが効果的に行えるようになるよ。この非放射性同位体を担体（キャリア）というのだよ。
トレーサとは、物質の行動や分布状態、化学反応の過程を追跡するために目印として加えた物質のことで追跡子と呼ばれているよ。

無担体ってなぁ～に？

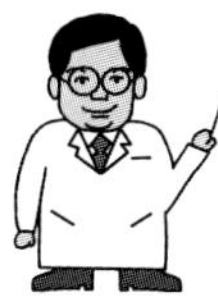

放射性同位元素の非放射性同位体を用いることが多いが、加えた非放射性同位体を分離することは困難であるので同位体以外の物質を使用することもあるのだよ。
1 つの放射性元素が同じ元素の非放射性同位体を全く含まずに存在する状態を無担体またはキャリアフリーと呼んでいるよ。

担体の特徴
・非常に微量の放射性元素の分離を容易にするために加えるもので、化学的性質が等しいか、あるいは類似した物質である。 ・同位体担体と非同位体担体がある。 ・それ自身は触媒作用を持たず、触媒の支持物あるいは希釈物となる物質である。 ・多孔性物質、珪藻土、軽石、アルミナなどが用いられる。 ・分配型クロマトグラフィにおいて、固定相液体を保持するための多孔性物質である。 ・物質中で電流を運ぶ役割を担う荷電粒子である。 ・共沈法において、共沈用沈殿物として添加する物質である。

【問題 11】 誤っているのはどれか。

1. 放射性核種は吸着現象を起こしやすい。
2. ^{90}Sr の分離で用いた Sr^{2+} は同位体担体である。
3. 非同位体担体を加えても比放射能は変化しない。
4. 目的の放射性核種を沈殿させる担体をスカベンジャーという。
5. 無担体の放射性核種を溶液中に残すため保持担体を加える。

【解説 11】

1. 放射性核種は吸着現象を起こしやすい。 → × 正しい
2. ^{90}Sr の分離で用いた Sr^{2+} は同位体担体である。 → × 正しい
3. 非同位体担体を加えても比放射能は変化しない。 → × 正しい
4. 目的の放射性核種を沈殿させる担体をスカベンジャーという。 → ○ キャリアフリー
5. 無担体の放射性核種を溶液中に残すため保持担体を加える。 → × 正しい

b. 同位体担体、非同位体担体

同位体担体ってなぁ〜に？

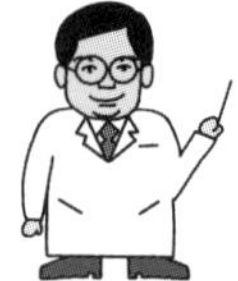

同位体担体とは、担体が目的の放射性核種の**安定同位体**のことだよ。
いわゆる、必要な **RI** の安定同位体のことだね。

非同位体担体ってなぁ〜に？

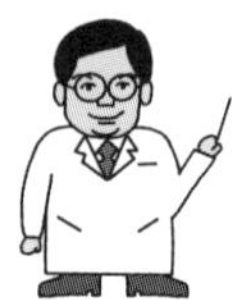

非同位体担体とは、目的の放射性核種と異なる元素でも、**化学的性質**が似ているために同じ行動をとる物質のことだよ。
無担体の比放射能は時間が変化しても同じだよ。

【問題 12】 無担体の ^{32}P の比放射能（Bq/g・リン）の時間変化で正しいのはどれか。

1. 4.28 日で 1/2 になる。
2. 上昇する。
3. 低下したのち上昇する。
4. 時間に関係なく一定である。
5. 上昇したのち低下する。

【解説 12】

1. 4.28 日で 1/2 になる。 → ×
2. 上昇する。 → ×
3. 低下したのち上昇する。 → ×
4. 時間に関係なく一定である。 → ○ 正しい
5. 上昇したのち低下する。 → ×

c. 保持担体

保持担体ってなぁ～に？

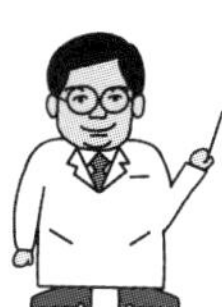

保持担体とは、共存核種が随伴して沈殿しないように、溶液にとどめておく役目を果たすもののことだよ。
上澄み液中に残るはずの別の放射性核種が沈殿物に吸着、吸蔵されて共沈するのを防ぐために、あらかじめ溶液に加えておくものだよ。
保持担体は溶液残留法のときと沈剤で必要な核種を沈殿させるときの使い方で 2 つに分類できるよ。

d. スカベンジャー

スカベンジャーってなぁ～に？

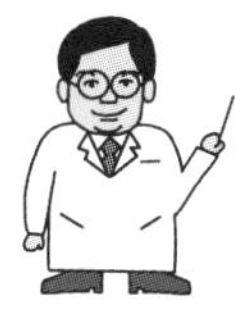

スカベンジャーとは、目的の放射性核種を溶液に残し、不要な放射性核種を沈殿させる担体のことだよ。
不要な放射性核種を一括して沈殿させるものが望ましいよ。
水酸化鉄（Fe^{3+}）、水酸化アルミニウム、リン酸カルシウム、水酸化ランタンなどが用いられるよ。
捕集剤とスカベンジャーは、必要な核種を沈殿させるための担体か、あるいは不要な核種を沈殿させるための担体かによって名称が異なっているよ。

【問題 13】 正しいのはどれか。2 つ選べ。

1. 比放射能は無担体状態で最高になる。
2. 同位体は 2 つの核種間で質量数が等しい。
3. スカベンジャーは目的の放射性同位体を沈殿させる。
4. 放射性同位体の自己吸収は同位体担体を添加すると減少する。
5. ^{140}Ba-^{140}La の ^{140}La 分離には保持担体として Ba^{2+} を添加する。

【解説 13】

1. 比放射能は無担体状態で最高になる。 → ○
2. 同位体は 2 つの核種間で質量数が等しい。 → ×
3. スカベンジャーは目的の放射性同位体を沈殿させる。 → ×
4. 放射性同位体の自己吸収は同位体担体を添加すると減少する。 → ×
5. ^{140}Ba-^{140}La の ^{140}La 分離には保持担体として Ba^{2+} を添加する。 → ○

e. 捕集剤（共沈剤）

捕集剤ってなぁ～に？

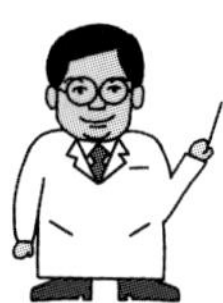

捕集剤とは、微量な放射性核種を沈殿させる主成分のことだよ。
捕集剤としては水酸化鉄沈殿を作る鉄イオンやアルミニウムイオン、硫酸塩沈殿を作るバリウムイオンが用いられるよ。

f. 比放射能

比放射能ってなぁ～に？

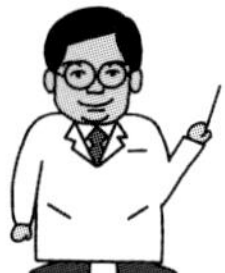

比放射能とは、放射性同位元素を含有する物質の単位質量あたりの放射能の強さのことだよ。
単位は、Bq/kg、Bq/g などだよ。
比放射能が大きい放射性物質ほど、多くの放射線を出す能力があるのだよ。
同位体希釈法やその他のトレーサ実験では、全放射能量よりも比放射能が重要な意味を持っているよ。

【問題 14】　誤っている組み合わせはどれか。

1. 放射能 ――― Bq（S^{-1}）
2. 比放射能 ――― Bq/m^3（$S^{-1}\cdot m^{-3}$）
3. 放射化断面積 ――― b（m^2）
4. 放射能濃度 ――― Bq/ml（$S^{-1}\cdot m^{-1}$）
5. 半減期 ――― (S)

【解説 14】

1. 放射能 ――― Bq（S^{-1}）　→　×
2. 比放射能 ――― Bq/m^3（$S^{-1}\cdot m^{-3}$）　→　○　誤り
3. 放射化断面積 ――― b（m^2）　→　×
4. 放射能濃度 ――― Bq/ml（$S^{-1}\cdot m^{-1}$）　→　×
5. 半減期 ――― (S)　→　×

g. ラジオコロイド

ラジオコロイドってなぁ～に？

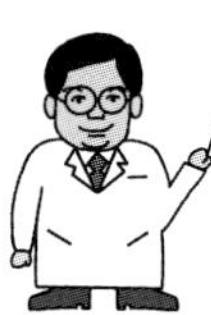

ラジオコロイドとは、極微量（10^{-10} ～ 10^{-16}g）の放射性同位元素がコロイド状の性質を示すことだよ。
ラジオコロイドの顕著な現象は吸着だよ。
コロイド状の性質とは、次のようなことだよ。

コロイド状の性質

〈コロイドとは〉
- 溶質が溶液中に分散して安定な微粒子（直径 10^{-7} ～ 10^{-9} m）を形成する。
- 物質量に比べて表面積が大きい。
- 正または負の電荷を示す。

〈ラジオコロイドの存在〉
- 透析や拡散、電気泳動においてコロイド的な行動を行う。
- ろ紙でろ過するとろ紙上に残る。
- ガラスフィルタに通すと吸着する。
- オートラジオグラフィで凝集を確認する。

〈ラジオコロイドの形成〉
- 防止するには少量の担体を加えるとよい。

h. 同位体効果

同位体効果ってなぁ～に？

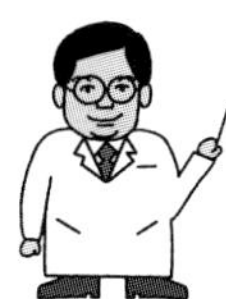

同位体効果とは、ある原子核が同位体に置き換わったときに生じる物理的・化学的性質の変化のことをいうよ。
一般的に軽い同位体は重いものよりも速く反応するのだよ。
同位体効果は物質の小さな水素原子で顕著に現れるよ。
水素は ^{1}H と重水素 ^{2}H、^{3}H があるが、^{1}H と ^{3}H の間において同位体効果が最も大きく現れるよ。

【問題 15】 組み合わせで誤っているのはどれか。

1. 同位体効果 ―――― 年代測定
2. 同位体交換反応 ―――― ウィルツバッハ法
3. ラジオコロイド ―――― 吸着
4. アクチバブルトレーサ ―――― 野外調査
5. オートラジオグラフィ ―――― イメージングプレート法

【解説 15】

1. 同位体効果	——— 年代測定	→ ○	誤り。ウラン濃縮に関係
2. 同位体交換反応	——— ウィルツバッハ法	→ ×	
3. ラジオコロイド	——— 吸着	→ ×	
4. アクチバブルトレーサ	——— 野外調査	→ ×	
5. オートラジオグラフィ	——— イメージングプレート法	→ ×	

i. 同位体交換

同位体交換とはなぁ〜に？

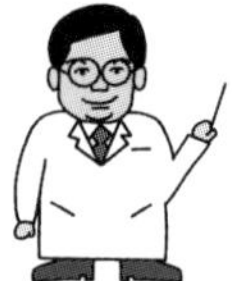

同位体交換とは、異種同位体（X と X*）からなる 2 種類の化合物（AX と BX*）を接触させたときに化合物間で同位体の交換が起こる反応（AX＋BX* → AX*＋BX）をいうのだよ。同位体交換反応ともいうよ。

同位体交換反応を積極的に行う標識法の代表的な例は、トリチウムガス接触法（ウィルツバッハ法）だよ。

B. 共沈法

a. 共沈法

共沈法とはなぁ〜に？

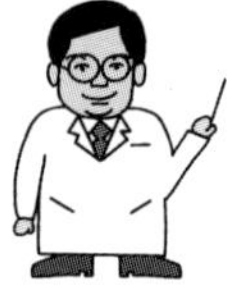

共沈法とは、共存する放射性核種の中から目的とする放射性核種を沈殿させる方法だよ。このとき用いる担体を共沈剤または捕集剤というのだよ。

共沈法の原理にはどんな方法があるの？

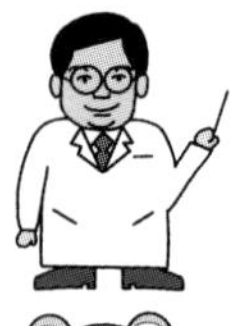

共沈法の原理には、同形置換形、吸着型、捕集剤、スカベンジャー、保持担体を利用する方法があるのだよ。

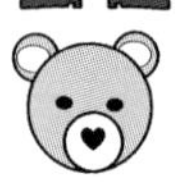

共沈分離法の利点とはなぁ〜に？

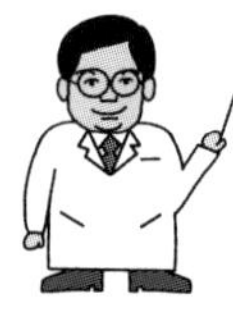

共沈分離法の利点は、各元素の持つ化学的性質の相違に注目して共沈剤や反応試薬を適切に選択することで、多元素を同時に沈殿させ分離できることだよ。

1 つの元素を選択的に分離することもできるよ。

共沈原理の同形置換法とはなぁ～に？

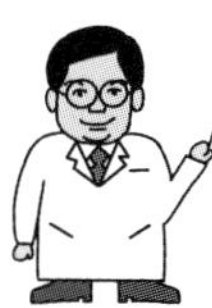

共沈原理の同形置換法は、各元素の持つ化学的性質の相違に注目して共沈剤や反応試薬を適切に選択することで、多元素を同時に沈殿させ分離できるよ。
1つの元素を選択的に分離することもできるよ。

共沈法の例を教えて！

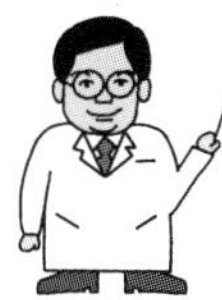

次の通りだよ。
共沈法による沈殿物は分離後に溶媒中抽出することで無担体にできるよ。

共沈法の例

溶液中の RI	捕集剤	保持担体	沈殿物
^{140}La と ^{140}Ba	Fe^{3+}	Ba^{2+}	^{140}La
^{90}Y と ^{90}Sr	Fe^{3+}	Sr^{2+}	^{90}Y
^{32}S と ^{32}P	Fe^{3+}	SO_4^{2-}	^{32}P

【問題 16】 組み合わせで正しいのはどれか。2 つ選べ。

1. 電気泳動法 ——— イオン化傾向
2. 共沈法 ——— 担体
3. 電気化学的置換法 ——— 外部電源
4. ラジオコロイド法 ——— 粒子
5. カラムクロマトグラフィ ——— 有機相

【解説 16】

1. 電気泳動法 ——— イオン化傾向 → × タンパク質や DNA の分離
2. 共沈法 ——— 担体 → ○
3. 電気化学的置換法 ——— 外部電源 → × イオン化傾向を利用
4. ラジオコロイド法 ——— 粒子 → ○
5. カラムクロマトグラフィ ——— 有機相 → × 固定相と相互作用

C. 溶媒抽出法

a. 溶媒抽出法

溶媒抽出法ってなぁ～に？

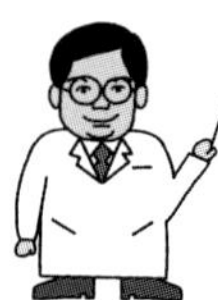

溶媒抽出法とは、2種類の混ざり合わない液相の一方に溶解している放射性核種を他方の液相に抽出する方法をいうのだよ。
水溶液中の金属イオンや有機化合物の分離に有用だよ。
溶媒抽出法は、放射性核種の有用な分離法だよ。
有機溶媒には水より軽いエチルエーテル、酢酸エチル、ベンゼン、トルエン、水より重いクロロホルム、四塩化炭素、二硫化硫黄などが用いられるよ。
pH を変化させると抽出率が高まることが多いのだよ。
分離がイオン交換法よりも早く、トレーサ量からマイクロ量まで対応できるよ。
溶媒抽出法には次の方法があるよ。

溶媒抽出法
・誘電率の高い有機溶媒と溶媒和させて抽出させる方法 ・キレート剤を加えて金属キレートを生成させて有機溶媒に抽出させる方法 ・溶存イオンと反対電荷を持つイオンと結合させて抽出させる方法

溶媒抽出法の原理にはどんな方法があるの？

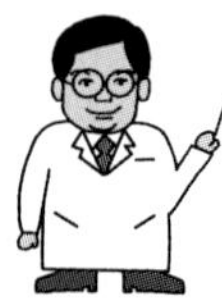

溶媒抽出法の原理には、イオン化系（溶媒和型）抽出剤、キレート系抽出剤を利用する方法があるのだよ。

分配比ってなぁ～に？

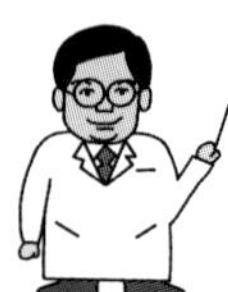

分配比 D は、水相を基準として有機相に何倍多く抽出されるかを表しているのだよ。
分配比 D は、次式で表されるよ。

$$D=\frac{C_0}{C_w}$$

ここで、C_0 は有機相の RI 濃度、C_w は水相の RI 濃度

抽出率ってなぁ〜に？

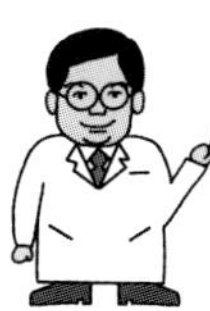

抽出率 E は、RI がどれほど有機相に抽出されたかを表しているのだよ。

抽出率 E は、次式で表されるよ。

$$E=\frac{D}{(D+V_w/V_0)}$$

ここで、V_w は水相の容量、V_0 は有機相の容量

【問題 17】 溶媒抽出法で抽出率を求める式はどれか。
ただし、分配比（＝有機相中の放射性核種の全濃度 / 水相中の放射性核の全濃度）を D、有機相の体積を V_0、水相の体積を V_w とする。

1. D/（D＋V_0/Vw）
2. D/（D＋Vw/V_0）
3. D·（1/D＋V_0/Vw）
4. D·（1/D＋Vw/V_0）
5. D/（D＋1/Vw·V_0）

【解説 17】

1. D/（D＋V_0/Vw）　→　×
2. D/（D＋Vw/V_0）　→　○
3. D·（1/D＋V_0/Vw）　→　×
4. D·（1/D＋Vw/V_0）　→　×
5. D/（D＋1/Vw·V_0）　→　×

D. クロマトグラフィの種類と原理

a. ガスクロマトグラフィ

ガスクロマトグラフィってなぁ〜に？

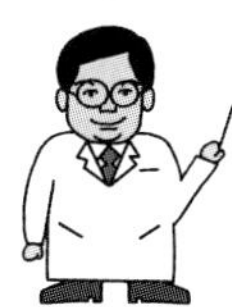

ガスクロマトグラフィとは、気化しやすい化合物の同定・定量に用いられる機器の分析手法だよ。

ガスクロマトグラフィとは、ガスクロマトグラフィを行う装置の略称だよ。

クロマトグラフィは、液—液分配ではなく、固—液分配を利用して固相をカラム状に並べ、多数回の分配を容易にし、分配比の違いを利用して分離する方法だよ。

次のように様々な方法があるよ。

クロマトグラフィの方法
〈イオン交換クロマトグラフィ〉 ・固相粒子表面でイオン交換を行うクロマトグラフィである。 ・イオン交換を行う。イオン交換とは、ある種の物質にイオンを含む電解質の溶液を触れさせておくと、その物質中のイオンが溶液に出て、それと同量の同種イオンが溶液中からその物質に取り込まれる現象である。 ・イオン交換樹脂は、その分子内に交換されるイオンを放出する基を持つ。強酸性イオン交換樹脂、(スルホ基)、弱酸性イオン交換樹脂（カルボキシル基)、強塩基性イオン交換樹脂（第四級アンモニウム基)、弱塩基性イオン交換樹脂（アミノ基）がある。 ・イオン交換分離は、イオン交換基と電解質溶液との間で、イオン成分が吸着と脱離を繰り返すことによって起こる。 ・吸着と脱離を繰り返す際に分離が起こる。分離は、Cl^- と SO_4^{2-} のイオン交換基や溶離液との親和性の違いによって起こる。 ・溶離剤イオン濃度（溶離液濃度）が低くなると、測定イオンと溶離剤イオンとの競合が小さくなり、測定イオンがイオン交換基に保持される時間が長くなるため溶出は遅くなる。 ・2 価の溶離剤イオンは、1 価に比べて測定イオンをイオン交換基から速く脱離させることができるため、溶出を速くできる。 〈吸着・分配クロマトグラフィ〉 ・ペーパークロマトグラフィをカラム化したものと考えられる。 ・吸着・分配の材料には、アルミナシリカゲルを用いる。 ・過テクネチウム酸ナトリウム（^{99m}Tc）は、ミルキングから作られる。 〈電気泳動法〉 ・電解質溶液中のイオンが電場中を移動する現象である。イオンは電荷の大きさ、粒子の形、大きさに応じた速度で荷電と反対符号に向かって動く。 ・電気泳動法で最も広く利用されているのは、ゾーン電気泳動法である。 ・ゾーン電気泳動法には、ろ紙電気泳動法（無金属イオンの分離)、ゲル電気泳動法（有機化合物の分離）がある。 〈クロマトグラフィにおける放射性核種の検出〉 ・気体として分離されている場合は、分離カラムから出てきたガスを、ガスフロー式 GM 計数管型検出器または比例計数型検出器の中に導入して測定する。 ・α 線や低エネルギー β 線を放出する核種には、通気式のガス電離箱型検出器が用いられる。 ・液体として分離されている場合には、カラムから流出してきた溶液中の β 放出核種を測定するために、蛍光体を含む粒子の詰まったセルの中を通して発光させる。発光した光を光電子増倍管および係数装置でシンチレーションを測定する。 ・分布位置を決める場合には、X 線フィルムまたはイメージングプレートを密着させ、像を写しとる。

b. 液体クロマトグラフィ

液体クロマトグラフィってなぁ～に？

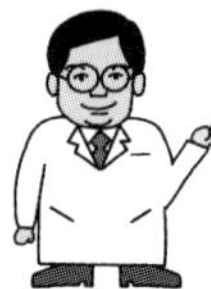

クロマトグラフィは、固定相と呼ばれる物質の表面あるいは内部を、移動相と呼ばれる物質が通過する過程で物質が分離されていく。固定層が液体のものを液体クロマトグラフィと呼んでいるよ。

移動相には気体、液体、超臨界流体の 3 種類が存在し、順に、ガスクロマトグラフィ、液体ガスクロマトグラフィ、超臨界流体ガスクロマトグラフィと呼ぶよ。

c. 高速液体クロマトグラフィ

高速液体クロマトグラフィってなぁ～に？

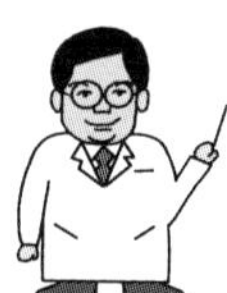

高速液体クロマトグラフィは、液体中の成分を固定相と移動相の相互作用の差を利用し分離・検出する手法だよ。
高速液体クロマトグラフィの特徴は、次の通りだよ。

高速液体クロマトグラフィの特徴
・測定対象に応じて分離方法・検出器を選択することで、低分子～高分子、低極性～高極性化合物まで様々な有機化合物の定性・定量が可能である。 ・有機酸のような高極性で比較的低分子な化合物も分析可能である。 ・脂質など低極性化合物も分析可能である。 ・ポストカラム法を用いることで、分離しきれなかった夾雑（きょうざつ）成分の影響を除くことが可能である。 ・高分子の定量および分子量分布測定が可能である。 ・固定相は用途によって様々な物質を詰めたカラムである。 ・移動相は展開液である。

【問題 18】 放射化学的純度の検定で使われるのはどれか。2 つ選べ。

1. 電気泳動法
2. イオン交換法
3. 放射化分析法
4. γ 線スペクトロメトリ
5. 高速液体クロマトグラフィ

【解説 18】

1. 電気泳動法 → ○
2. イオン交換法 → ×
3. 放射化分析法 → ×
4. γ 線スペクトロメトリ → ×
5. 高速液体クロマトグラフィ → ○

d. カラムクロマトグラフィ

カラムクロマトグラフィってなぁ〜に？

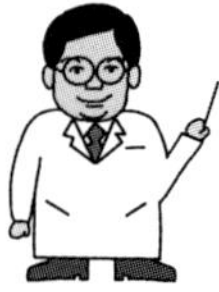

吸着剤その他適当な物質を固定相としてガラス管のような管に詰め、管の一端に少量の混合物試料を導入する。次に適当な移動相をこれに連続的に流す。両相への物質中の各成分の吸着性、溶解性、揮発性、イオン交換能などの性質の差によって混合物の分離あるいは定性、定量などを行う方法だよ。
管状の容器に充填剤（シリカゲル、多孔性ゲル、合成樹脂など）を詰めたものを、クロマトカラムまたは単にカラムと呼んでいるよ。

e. ペーパークロマトグラフィ

ペーパークロマトグラフィってなぁ〜に？

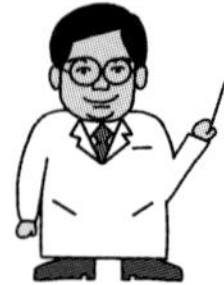

ペーパークロマトグラフィは固定相をろ紙、移動層を溶媒として試料を分離する方法だよ。ろ紙クロマトグラフィともいわれるよ。
固定相はろ紙、移動相は展開液だよ。

【問題 19】 ペーパークロマトグラフィに関係ないのはどれか。

1. Rf 値
2. 原点
3. カラム
4. スポット
5. 展開溶媒

【解説 19】

1. Rf 値　→　×
2. 原点　→　×
3. カラム　→　○
4. スポット　→　×
5. 展開溶媒　→　×

f. 薄層クロマトグラフィ

薄層クロマトグラフィってなぁ〜に？

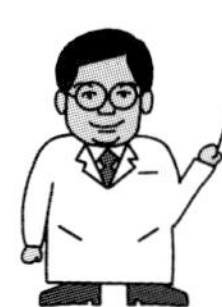

薄層クロマトグラフィは、ろ紙の代わりに薄層を用いてクロマトグラフィを行うもので、分離の原理はろ紙クロマトグラフィと同じだよ。
薄層は、アルミナ、シリカゲル、セルロースなどの吸着剤を水に溶かしてガラスやプラスチック、アルミニウム面に薄く均一の厚さに塗って乾燥させたものだよ。

薄層クロマトグラフィの特徴ってなぁ〜に？

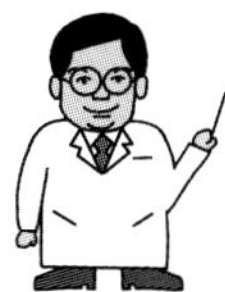

次の通りだよ。

薄層クロマトグラフィの特徴
・固定相はシリカゲルなどの吸着剤、粘性の高い液体をコーティングしたものを詰めたカラムである。 ・移動相は展開液である。 ・ろ紙クロマトグラフィよりも分解能と再現性が良い。 ・ろ紙クロマトグラフィよりもより多量の試料を塗布できる。 ・操作中に薄層がガラス面からはがれる。 ・はがれて乾燥した薄層が空気中に飛び散って汚染する。

g. イオン交換クロマトグラフィ

イオン交換クロマトグラフィってなぁ〜に？

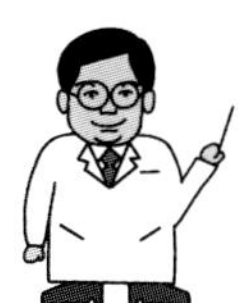

イオン交換クロマトグラフィとは、電解質を電気分解してイオン交換膜に通すイオン交換膜法で樹脂を固定相としてカラムに詰めてクロマトグラフィを行う方法だよ。
イオン交換樹脂は微細な球状であり、これに適当なバッファを加えてカラムに詰めるのだよ。
分離したい試料を樹脂の最上部に集約させた後、各イオンを脱離するのに適した溶離剤を流して、各々のイオンを分別収集するよ。
溶離剤によって各々のイオンは中性になるか反対の電荷状態になって樹脂から離れるよ。
溶離剤とは異なる pH 溶液、異なる塩濃度の溶液、錯形成剤などのことだよ。

分配係数ってなぁ〜に？

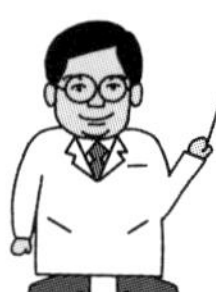

分配係数は、次式で表されるよ。

$$分配係数 = \frac{交換樹脂中の濃度}{溶液の濃度}$$

イオン交換クロマトグラフィの特徴を教えて！

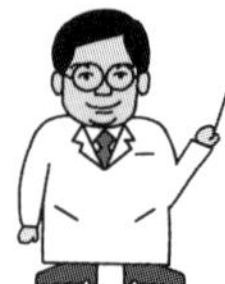

特徴は、次の通りだよ。

イオン交換クロマトグラフィの特徴
・分離係数が高い。 ・価数の多い方がより結合する。 ・分離に時間がかかる。 ・陽イオン交換樹脂には、スルホン塩基やカルボン塩基がある。 ・核分裂生成物の分離に用いる。

E. その他の分離

a. 電気化学的分離法

電気化学的分離法ってなぁ〜に？

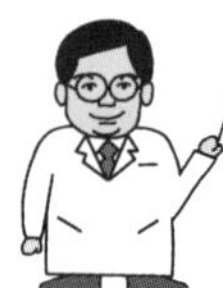

電気化学的分離法とは、電荷や電位が明らかに関与する化学反応を利用して分離する方法だよ。
電気化学的分離法には電気泳動法とイオン化傾向の差を利用した分離法があるよ。

b. 電気泳動法

電気泳動法ってなぁ〜に？

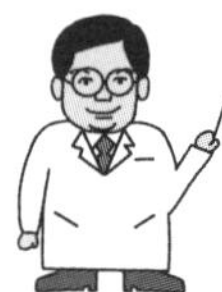

電気泳動法とは、電荷を有する無機イオン、アミノ酸、タンパク質、DNA などを電場の中で分離する方法だよ。

電気泳動法の原理と特徴を教えて！

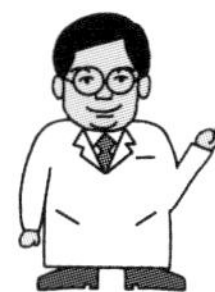

特徴は次の通りだよ。

電気泳動法の原理と特徴

- 電気泳動法とは、電荷を有する**無機イオン**、**アミノ酸**、**タンパク質**を電場の中で分離する方法である。
- 同じ電荷であっても、分子量の大きさによって移動速度が異なるので**分子量**の差による分離ができる。
- 原理は、ろ紙の両端に電圧をかけると**陽イオン**は陰極に、**陰イオン**は陽極に移動し、電荷のないものは原点にとどまることを利用する。
- ろ紙クロマトグラフィや薄層クロマトグラフィと比較してで電荷のある物質の分離が容易である。
- **アガロースゲル電気泳動**や**ポリアクリルアミドゲル電気泳動**が汎用される。

	アガロースゲル電気泳動	ポリアクリルアミドゲル電気泳動
試薬の有害性	無害	有害
検出精度	細かいところは不可	1 ～ 2 塩基の差も検出
向いているもの	DNA	タンパク質
検出時間	約 30 分	電圧による

- 固定相は**ろ紙**や**ゲル**、移動相はない。
- 装置がやや複雑である。

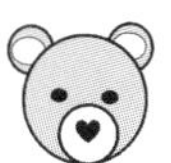

電気化学的置換法（内部電解法）ってなぁ～に？

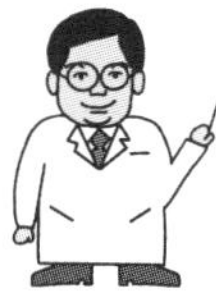

電気化学的置換法とは、外部から電圧をかけない**自らの電位差**を利用する方法だよ。
金属は水溶液中で電子を失って陽イオンとなって溶出しようとする性質を持っているよ。
この傾向がイオン化傾向だよ。
例えば、イオン化傾向は $M \rightarrow M^{n+}+ne^-$ で表されるよ。
イオン化傾向の大きさは標準電極電位で測定された酸化還元電位の大きさで決められ、イオン化傾向の大きい金属ほど**イオン**になりやすいよ。

電気化学系列（イオン化傾向の大きい順に並べたもの）

K > Ra > Ba > Sr > Ca > Na > Mg > Al > Mn > Zn > Cr > Fe（II）> Cd > In > Tl > Co > Ni > Sn(IV) > Pb > H > Sn(II) > Sb > As > Cu > Hg(I) > Ag > Hg(II) > Pt > Au

イオン化傾向の小さな金属容器にイオン化傾向の大きな金属を投入すると、前者の金属溶液のイオンは後者の金属表面に析出し、後者の金属はイオンとなって溶出し、両者の置換が行われるのだよ。これが**電気化学的置換**だよ。
例えば、$CuSO_4$ の溶液に Zn を入れると、銅は亜鉛よりイオン化傾向が小さいので、

Cu^{2+} イオンは Zn 表面に析出し、Zn は Zn^{2+} イオンとなって溶出するよ。反応は次の通りだよ。

$Zn \rightarrow Zn^{2+} + 2e^-$　（酸化反応）

$Cu^{2+} + 2e^- \rightarrow Cu$　（還元反応）

c. ラジオコロイド法

ラジオコロイド法ってなぁ～に？

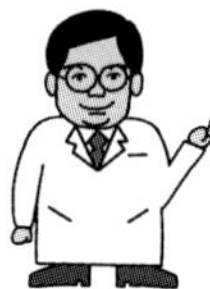

ラジオコロイド法とは、ラジオコロイドを利用して放射性核種を分離・生成する方法だよ。

ラジオコロイドは微小粒子を形成し、器壁に吸着しやすい性質を利用するのだよ。

分離には、ろ紙法、吸着法、電気泳動法などがあるが、ろ紙法、吸着法が簡単でよく用いられるよ。

ラジオコロイドを利用した ^{90}Sr-^{90}Y から ^{90}Y の無担体分離を下記に示すよ。

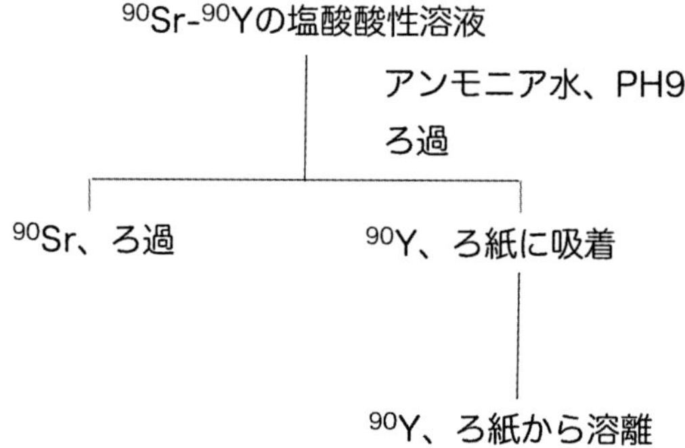

d. 昇華・蒸留法

昇華・蒸留法ってなぁ～に？

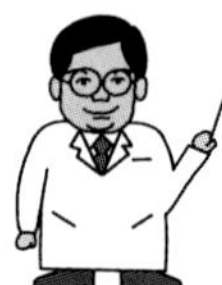

昇華・蒸留法とは、標識化合物の蒸気圧の違いを利用して、気体になりやすい目的核種を液体試料や固体試料から分離・精製する方法だよ。

固体が気体になることを昇華、液体が気体になることを蒸留といい、これらは冷却すると元の液体や固体に戻るので、この原理を利用する。いわゆる気化しやすい元素や化合物の揮発性と昇華性をもとに分離・精製を行うのだよ。

蒸留法が利用されており、減圧蒸留（真空蒸留）を行うと速度が速くなるのだよ。

【問題 20】 放射性核種の分離法で正しいのはどれか。

1. 蒸留法は試料の揮発性の差を利用する。
2. 電気泳動法はイオン化傾向の差を利用する。
3. イオン交換は試料の吸着の差と分配の差を利用する。
4. ガスクロマトグラフィは試料の電荷の違いを利用する。
5. 電気化学的分離法はイオン交換体の分配係数の違いを利用する。

【解説 20】

1. 蒸留法は試料の揮発性の差を利用する。 → ○
2. 電気泳動法はイオン化傾向の差を利用する。 → ×
3. イオン交換は試料の吸着の差と分配の差を利用する。 → ×
4. ガスクロマトグラフィは試料の電荷の違いを利用する。 → ×
5. 電気化学的分離法はイオン交換体の分配係数の違いを利用する。 → ×

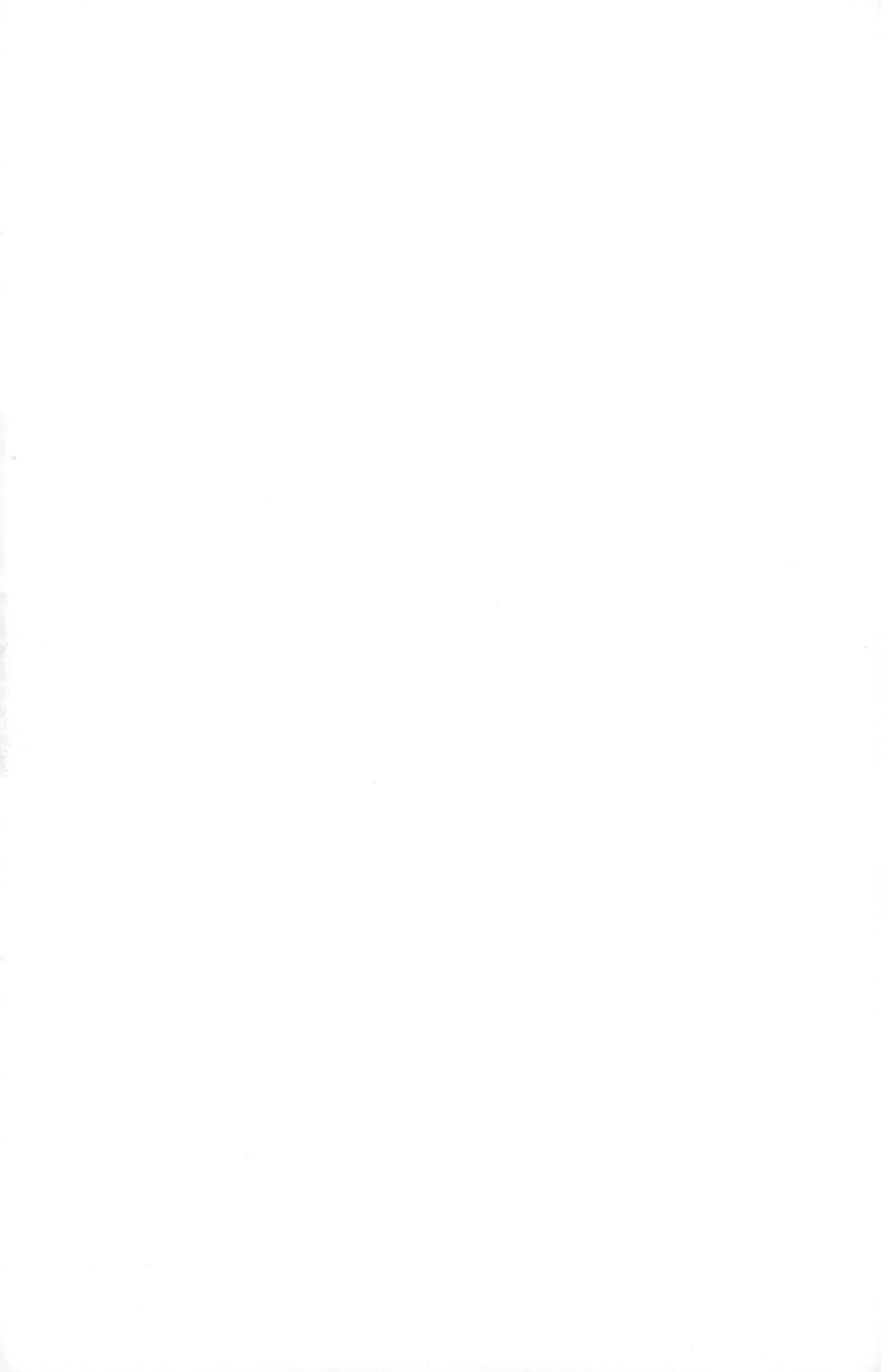

4. 放射性標識化合物

A. 合成

a. 化学合成法

放射性標識化合物ってなぁ～に？

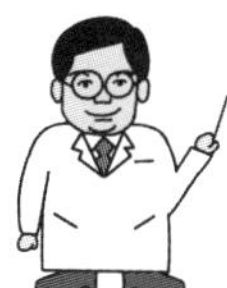

放射性標識化合物とは、化合物に放射性核種が入っているものをいうのだよ。
単に標識化合物ともいうよ。

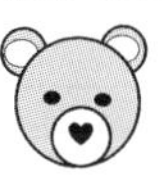

標識とはなぁ～に？

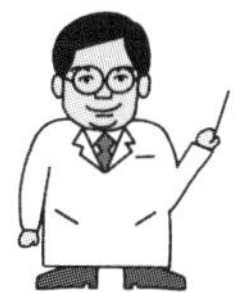

標識とは、放射性核種を化合物につけることをいい、これはラベルするともいうよ。

放射性トレーサってなぁ～に？

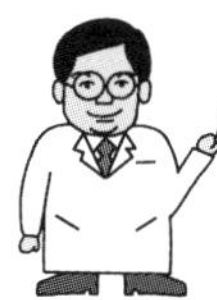

トレーサとは、追跡しようとする対象物質と全く同じ挙動をすること、および追跡の過程で検出が容易であることだよ。このため放射性同位体が利用されることが多く、放射性トレーサといわれているよ。
トレーサの必要条件を下記に示すよ。

トレーサの必要条件
・元の化合物と全く同じ挙動をすること ・放射性核種が使用中に化合物から離脱しないこと ・放射能測定が容易であること

放射性トレーサの利点はなぁ～に？

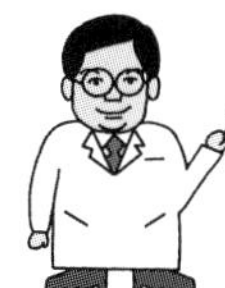

次の通りだよ。

トレーサの利点
・極微量のトレーサ量でも放射線検出感度が高い。 ・人や動物など生体の生きたままでの状態で物質の合成、代謝、分布、移動の状態を定量的に知ることができる。 ・分離しなくても物質の定量ができる。 ・オートラジオグラフィで視覚的に観察できる。 ・人体構成物質（タンパク質、脂質、アミノ酸、核酸など）に標識できる。

標識位置ってなぁ～に？

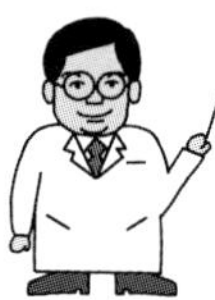

標識は置換（付加）によって行われるよ。
置換は化合物の化学構造の中に存在する元素を、その放射性同位体で置き換えることで行われるよ。
標識位置は合成法によって標識の方法が異なるよ。

化合物	特徴
特定位置標化合物	・特定の位置に大半の放射性核種が標識されているもので、標識位置を明記する。 ・〔1-^{14}C〕チミンのように標識位置を置く。
名目標識化合物	・特定位置に大半の原子が標識されているが、その他の位置も標識され、その分布比が明らかでないもの。 ・〔9, 10-^{3}H（N）〕オレイン酸のように、核種名の後に N（Normal）をつける。
均一標識化合物	・標識化合物のすべての位置に原子が均一に標識されているもの。 ・核種の前に U（Uniform）をつける。
全般標識化合物	・標識化合物のすべての位置の原子が全般的に標識され、その分布に均一性はなく、また分布が明確ではないもの。 ・〔G-^{14}C〕メチオニンのように核種名の前に G（General）をつける。

標識に使用される放射性核種の種類とは、核医学では ^{99m}Tc の使用量が最も多い。
次いで、^{133}Xe、^{201}Tl、^{67}Ga、^{123}I、^{81m}Kr、^{111}In、^{125}I、^{51}Cr などがよく使用されている。

合成法で重要なことはなぁ～に？

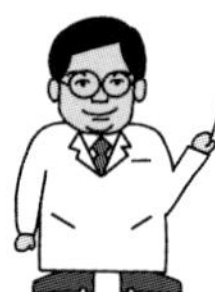

合成における収率または収量は、目的とする標識化合物の合成量で表されるよ。

合成法で重要なこと
・放射性核種が安定しない位置に入って使用中にずれないこと。 ・合成法はできるだけ簡単な方法を採用し、合成段階で放射性核種を挿入すること。 ・収率の向上のために、時間や労力をかけすぎないこと。 ・収率よりも放射化学的純度を高くすること。

放射化学的純度ってなぁ～に？

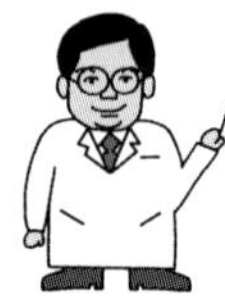

放射化学的純度とは、目的の放射性核種以外の放射性核種の混入のことだよ。
放射化学的純度は次のように表されるよ。

$$\frac{\text{目的の化合物の化学形の放射能}}{\text{全体の放射能}} \times 100\ [\%]$$

例えば、$^{131}I^-$ が目的の化学形なら $^{131}I_2$、$^{131}IO_3^-$ は化学形が異なるので、これらの混在は放射化学的純度を低下させる原因になるよ。
放射化学的純度には、ろ紙クロマトグラフィ、薄層クロマトグラフィ、電気泳動法、ガスクロマトグラフィ、高速液体クロマトグラフィ、同位体逆希釈分析法などが用いられるよ。

化学的純度ってなぁ〜に？

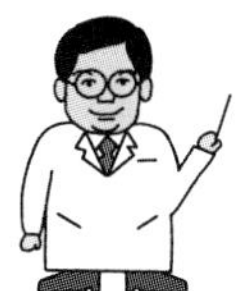

化学的純度は、（着目している放射性核種の量 ÷ 全体量）×100［%］で表されるよ。
物理定数の測定や分光学的手法の検定法に用いられるよ。

b. 生合成法

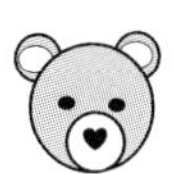

生合成法ってなぁ〜に？

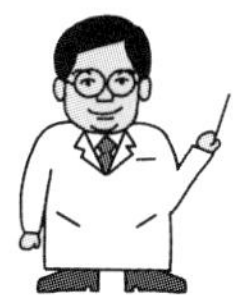

生合成法とは、生体の代謝を利用して天然有機化合物を合成する方法だよ。
利用されるのは、微生物、細菌、酵素、藻、一部の高等植物などだよ。
合成されるのは、タンパク質、核酸、抗生物質、炭水化物、多糖類、ビタミンなどの高分子物質だよ。
例えば、クロレラは $^{14}CO_2$ を原料にして高比放射能の ^{14}C- タンパク質を合成するよ。このタンパク質から ^{14}C アミノ酸を抽出できるよ。しかし、高等植物や動物を利用する場合は、比放射能が低い、特定の位置に標識できない、放射化学的純度が低い、目的の標識化合物を分離・精製が困難などの問題があるよ。

【問題 21】 標識化合物と合成法の組み合わせで正しいのはどれか。2 つ選べ。

1. ^{3}H 標識化合物 ——— グリニャール反応
2. ^{14}C 標識化合物 ——— 生合成法
3. ^{18}F 標識化合物 ——— 間接標識法
4. ^{99m}Tc 標識化合物 ——— クロラミン法
5. ^{125}I 標識化合物 ——— ボルトン・ハンター法

【解説 21】

1. ^{3}H 標識化合物 ——— グリニャール反応 → ×
2. ^{14}C 標識化合物 ——— 生合成法 → ○
3. ^{18}F 標識化合物 ——— 間接標識法 → ×
4. ^{99m}Tc 標識化合物 ——— クロラミン法 → ×
5. ^{125}I 標識化合物 ——— ボルトン・ハンター法 → ○

c. 同位体交換法

同位体交換法ってなぁ～に？

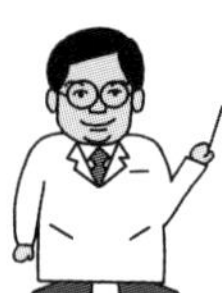

同位体交換法とは、有機化合物を構成するある元素とその放射性同位体との交換反応を行い、標識する方法だよ。
同位体交換法には、トリチウムガス接触法（ウィルツバッハ法）があるよ。

d. ホットアトム法（反跳合成法）

ホットアトム法ってなぁ～に？

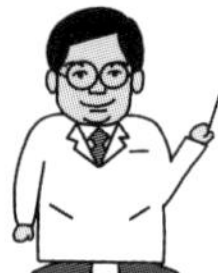

ホットアトム法とは、原子核反応や壊変するとき、生成核や娘核は大きな反跳エネルギーを獲得して反跳するので、生成した放射性核種の持つ大きな反跳エネルギーを利用して標識する方法だよ。
直接標識法だよ。
この方法は簡単であるが、原子炉やサイクロトロンが必要だよ。
ホットアトム法は、次の合成に用いられているよ。

ホットアトム法
・^{51}Cr クロム酸ナトリウムの合成 ・有機標識化合物の合成

e. ^{99m}Tc の標識法

^{99m}Tc の標識法とはなぁ～に？

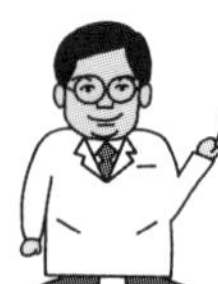

^{99m}Tc 化合物はジェネレータを用いて病院で簡単に自家標識が行える便利な方法だよ。

f. 放射性ヨウ素のタンパク質への標識法

放射性ヨウ素のタンパク質への標識法の方法はどうするの？

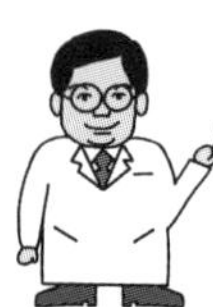

タンパク質を構成元素の水素や炭素の同位体で標識するのは困難なので、ヨウ素で標識するのだよ。これが ^{125}I タンパク質の標識法だよ。
標識法には直接法と間接法があるよ。

直接法
・クロラミン -T 法
・ラクトパーオキシダーゼ法
・ヨードゲン法
間接法
・ボルトンハンター法

g. 標識率の確認法

標識率ってなぁ～に？

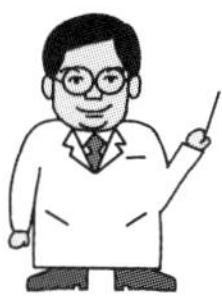

RI 化合物の標識率は、放射化学的純度と同じ意味だよ。
標識率はペーパークロマトグラフィ、薄層クロマトグラフィなどで測定するよ。
標識から時間の経過や温度変化によって放射性核種が遊離し、標識率が低下することがあるよ。

h. 標識化合物の分解

標識化合物は分解することがあるの？

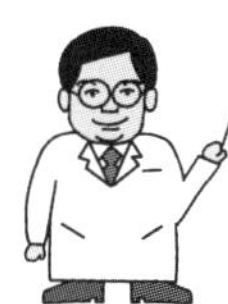

分解することがあるよ。
標識化合物の分解の原因は、放射性に起因するものと、放射性には無関係な一般的な化合部に起因するものがあるよ。
分解が進行すると、放射化学的純度や比放射能などが低下して使用できなくなるよ。

壊変による分解
・^{32}P が壊変すると ^{32}S に変わるように、別の化合物になる。 ・防止法はない。
エネルギー吸収による分解
・放射線分解で、放射能濃度や放射能が高い方が分解が起きやすい。 ・分解すると、化合物に酸化、脱水素、脱アミノ化や化学結合の開裂などが起きて分解副産物が生成される。 ・ラジカル反応の影響が分解に大きく作用する。 ・ラジカル発生の分解対策として、ベンゼン、エタノール、ベンジルアルコール、ギ酸エチルなどの少量のラジカルスカベンジャーを添加したり、低温や無酸素状態にしてラジカルの発生を抑制する。

化学的原因による分解
・化学反応による分解である。 ・標識化合物は、光、酸素、温度、微生物、汚れなどが原因で酸化・還元や加水分解反応などが起こり、分解は促進する。 ・防止対策は次の通りである。 　・光を遮光する。 　・真空したり、不活性気体で置換する。 　・低温にする。 　・乾燥、防湿する。 　・少量の防腐剤を添加する。 　・清潔な容器を使用する。

B. 標識化合物の純度

a. 放射性核種純度

放射性核種純度ってなぁ～に？

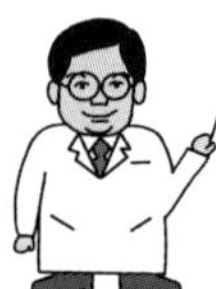

放射性標医薬品は、不純物がないことが望ましいのだよ。また、目的とする化学形のみでなければならないのだよ。
放射性核種純度とは、目的とする放射性核種が、不必要な放射性核種も含む全放射能のうちの何％であるかを示す指標のことだよ。
放射性核種純度は次のように表されるよ。

$$\text{放射性核種純度} = \frac{\text{目的とする放射性核種の放射能}}{\text{全放射能}} \times 100 \ [\%]$$

b. 放射化学的純度

放射化学的純度とはなぁ～に？

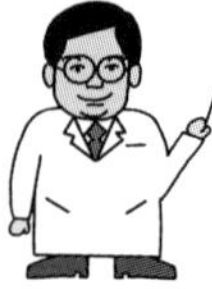

放射化学的純度とは、標識に使用する核種の全放射能のうち、目的とする化学形の放射能が何％であるかを示す指標のことだよ。
放射化学的純度は次のように表されるよ。

$$\text{放射化学的純度} = \frac{\text{目的とする化学形の放射能}}{\text{標識に使用する核種の全放射能}} \times 100 \ [\%]$$

放射化学的純度の測定は、薄層クロマトグラフィ、ペーパークロマトグラフィがよく利用されているよ。

c. 放射能濃度

放射能濃度ってなぁ～に？

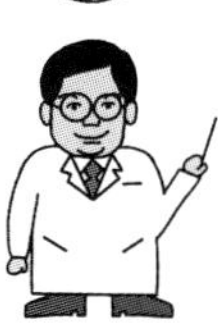

放射能濃度とは、水や空気あるいは金属など、物質の単位容積あるいは単位重量等の中に含まれている放射能の量だよ。
単位は容量あたりの放射能で示し、固体の場合は［Bq/kg］、液体の場合は［Bq/m^3］となるよ。

C. 保存

a. 放射線分解

放射線分解ってなぁ～に？

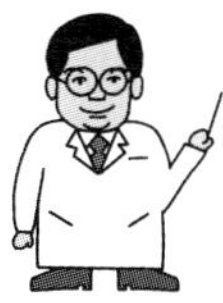

放射線分解とは、物質に放射線が照射されると、放射線のエネルギーが物質に吸収され、その結果、イオン、励起状態、ラジカルなどが生成されることだよ。

b. 化学変化

化学変化ってなぁ～に？

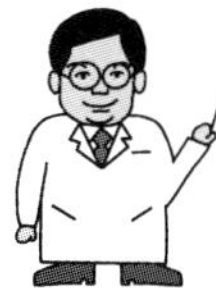

化学変化とは、物質自身が別種の物質に変化するか、あるいはその属性が変化することをいうのだよ。
化学変化を受ける物質内あるいは物質間で原子の組み換えが起こるか、あるいは新たに化学結合が形成されるよ。
化学反応と同義であるが、化学変化という場合は変化の結果を重視し、化学反応という場合はその過程を重視することが多いよ。
化学変化の様子を化学反応式で表すよ。

化学変化
・分解　→ 1 種類の物質が 2 種類以上の物質に分かれる化学変化。熱分解、電気分解がある。
・化合　→ 2 種類以上の物質が結びついて別の 1 種類ができる化学変化。酸化、燃焼がある。
・還元　→ 酸化物から酸素を取り去る化学変化

c. 保存法

標識化合物の保管法はどうするの？

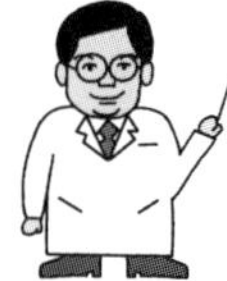

標識化合物の保管法は次のようだよ。

標識化合物の保管法
・比放射能を低くする。
・放射能の濃度を低くする。
・少量ずつ分けて保管する。
・強いエネルギーのβ放出体やγ放出体などとは一緒に置かない。
・有機溶液はラジカルスカベンジャー（ベンゼン、エタノール、ベンジルアルコール）を加え加水分解を防ぐ。
・純粋な状態で保管する。
・低温で保管する。

標識化合物の安定性は次のようだよ。

標識化合物の安定性
・放射線発生源を分散させる。
・担体を少量添加して比放射能を低くする。
・溶媒を加えて放射能濃度を低くする。
・少量のラジカルスカベンジャーを入れる。
・低温にする。
・無酸素状態にしてラジカルの発生量を抑える。

【問題 22】　標識化合物の放射線分解の低減化と関係ないのはどれか。

1. 比放射能を低くする。
2. 放射能濃度を低くする。
3. 少量ずつ保管する。
4. 他の強い放射線源から離しておく。
5. 室温で保管する。

【解説 22】

1. 比放射能を低くする。　→　×
2. 放射能濃度を低くする。　→　×
3. 少量ずつ保管する。　→　×
4. 他の強い放射線源から離しておく。　→　×
5. 室温で保管する。　→　○

5. 放射性核種の化学的利用

A. 化学分析への利用

a. 放射化学分析法

放射化学分析法ってなぁ〜に？

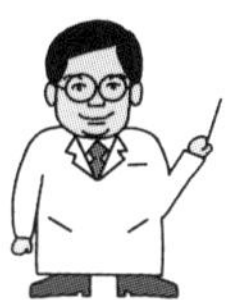

放射化学分析法とは、物質に含まれる放射性核種の同定や定量を放射能によって行う方法だよ。
測定にあたっては、放射線の種類の測定、エネルギー測定、量の測定などを行うために検出器や測定法の知識が必要になるよ。
他の核種や共存物質との分離・精製を行う技術も必要だよ。
この方法は自然放射性物質や放射性降下物の分析に用いられるよ。

b. 放射分析法

放射分析法ってなぁ〜に？

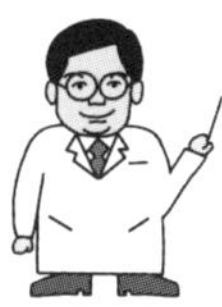

放射分析法とは、放射能測定を利用した微量物質の定量法のことだよ。
ある物質と定量的に結合する標識化合物を反応させて沈殿物を作り、沈殿または上澄みの放射能測定によって物質の定量を行うのだよ。
この方法を応用したものに放射滴定法があるよ。

放射滴定法
・滴定による放射分析法である。 ・測定すべき非放射性試料に放射性試薬で滴定する。 ・沈殿を生成する 2 種類の溶液の混合比を少しずつ滴定法にて変えて、上澄みの放射能を逐次測定しながら滴定曲線を求める。上澄みの放射能の滴定曲線は、3 パターンある。

また、放射分析法には直接法と間接法があるよ。

直接法
・沈殿物の放射能から試料中の目的物質の定量を行う。 ・例えば、沈殿物 $^{110m}AgCl$ の放射能から Cl を定量する。
間接法
・上澄みの放射能から試料中の目的物質の定量を行う。 ・例えば、上澄み $^{110m}AgNO_3$ の放射能から沈殿物中の ^{110m}Ag の放射能を計算し、非放射性の試料 Cl の定量を行う。

c. 放射化分析法

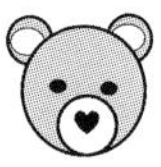

放射化分析法ってなぁ〜に？

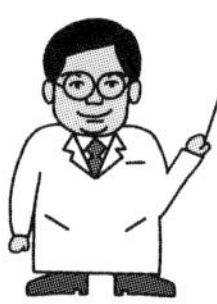

放射化分析法とは、非放射性の試料の1元素に放射線を照射して核反応を起こして放射性核種を作り、生成核種のエネルギー半減期、壊変形式などの特性の調査や放射能測定により定量して試料の分析を行う方法だよ。
熱中性子を用いる方法が容易だよ。

放射化分析法の原理を教えて！

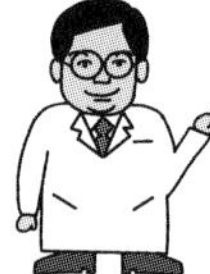

放射化分析法では、次式が成り立つよ。

目的の試料の元素の原子数をNとし、これが核反応を起こしたときの生成核種の原子数をN^*とすると、生成速度dN^*/dtはターゲット中の原子数Nに比例し、また、照射粒子数fが一定ならばfに比例する。

$$\frac{dN^*}{dt}=Nf\sigma$$

ただし、fは粒子束密度、σは核反応断面積である。
生成した核種の速度で減少するので

$$\frac{dN^*}{dt}=Nf\sigma-\lambda N^*$$

よって

$$N^*=\frac{Nf\sigma\left(1-e^{-\lambda t}\right)}{\lambda}$$

このとき、生成する放射能は$A=\lambda N^*$であるから

$$A=Nf\sigma\left(1-e^{-\lambda t}\right)$$

ただし、$(1-e^{-\lambda t})$、tは照射時間である。
ここで、生成核種の半減期をTとすると

$$A=Nf\sigma\left(1-e^{-0.693\frac{t}{T}}\right)$$

$$A=Nf\sigma\left(1-\left(\frac{1}{2}\right)^{\frac{t}{T}}\right)$$

放射化分析法の特徴を教えて！

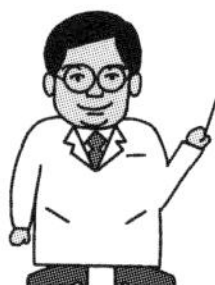

特徴は、次の通りだよ。

放射化分析法の特徴
長所 ・分析感度が高い。 ・放射化試料の化学的取り扱いが容易である。 ・放射化の核反応は化学的性質と無関係である。 ・非破壊検査が可能である。 短所 ・精度が低い。 ・化学的情報は分析できない。

【問題 23】 放射化分析で生成される核種の放射能量に影響しないのはどれか。

1. 核反応時の温度
2. 核反応に用いる粒子線の密度
3. 生成した放射性核種の壊変定数
4. 核反応時の照射時間
5. 試料中の生成前核種の数

【解説 23】

1. 核反応時の温度 → ○
2. 核反応に用いる粒子線の密度 → ×
3. 生成した放射性核種の壊変定数 → ×
4. 核反応時の照射時間 → ×
5. 試料中の生成前核種の数 → ×

d. PIXE 法

PIXE 法ってなぁ～に？

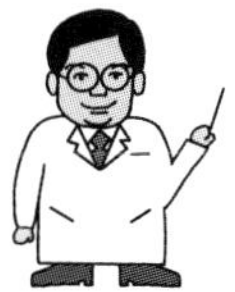

PIXE 法とは、物質にイオンビームを照射して発生した特性 X 線を検出し、元素分析する方法だよ。PIXE 法は粒子線励起 X 線分析とも呼ばれるよ。
高エネルギーの陽子を用いる方法が PIXE 法だよ。
検出感度が高いことが特徴だよ。

【問題 24】 関係ない組み合わせはどれか。

1. ボルトンハンター法 ——— タンパク質の放射性ヨウ素標識
2. PIXE 法 ——— 陽子線
3. 不足当量法 ——— 同位体希釈分析
4. アクチバブルトレーサ法 ——— ユーロピウム（Eu）
5. オートラジオグラフィ ——— 放射性同位元素の標識法

【解説 24】

1. ボルトンハンター法	――	タンパク質の放射性ヨウ素標識	→ ×
2. PIXE 法	――	陽子線	→ ×
3. 不足当量法	――	同位体希釈分析	→ ×
4. アクチバブルトレーサ法	――	ユーロピウム（Eu）	→ ×
5. オートラジオグラフィ	――	放射性同位元素の標識法	→ ○

e. 同位体希釈分析法

同位体希釈分析法ってなぁ～に？

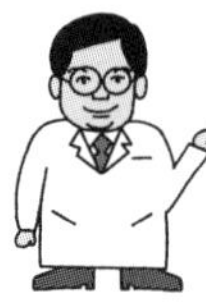

同位体希釈分析法とは、同位体同士の化学的に等しい行動を取る性質を利用し、試料中の物質の定量を行う分析法だよ。
同位体同士を混合すると、その**比放射能**が変化するので、その変化を測定して目的の物質の定量を行う方法だよ。

直接希釈分析法

・試料中の目的の化合物が**非放射性化合物**であるとき、その放射性同位体を混合して、目的の化合物を定量する方法である。

・試料の一定量を溶解し、これに定量したい元素または化合物 A（重量 W、放射能 0）と化学的に同一な放射性標識化合物 A* を一定量（重量 W_0、比放射能 S_0、放射能 S_0 W_0）加えて混合する。この混合液（重量 $W+W_0$、放射能 S（$W+W_0$））の一部を取り出し、放射能 S（$W+W_0$）と重量（$W+W_0$）を測定し、比放射能（S）を算出する。混合前後での放射能は等しいので次式が求められる。

$$W=\left(\frac{S_0}{S}-1\right)W_0$$

逆希釈法

・試料中に含まれる放射性の化合物 A* を定量したい場合の定量法である。

・試料中に混在する目的の化合物の重量を W とする。目的の化合物の比放射能 S_0 は既知とする。試料は適当な溶媒に溶かして溶液状にする。そこに重量 W_0 の非放射体を添加し、均一に混合して混合物の一部を純粋に取り出し、重量と放射能を測定して比放射能 S を求める。目的物質の混合前の全放射能 S_0W と、混合後の全放射能 S（$W+W_0$）とは等しいので次式が求まる。

$$W=\frac{1}{\left(\frac{S_0}{S}-1\right)}W_0$$

二重希釈分析法

・試料中の目的の化合物が放射性であるとき、その比放射能が不明な場合が多い。このときに二重希釈分析法が利用される。

・試料中に存在する目的物質の重量 W を測定する方法は、試料から等しい量 W_x を 2 つ取り分け適当な溶媒に溶解する。各々に異なった量の非放射性同位体 B_1（W_1）と B_2（W_2）を添加し、均一に混合してから混合物の一部を純粋に取り出し、重量と放射能を測定して各々の比放射能 S_1、S_2 を求める。目的物質の混合前の全放射能 S_0W と混合後の各々の全放射能 S_1（W_x+W_1）、S_2（W_x+W_2）とは等しいので次式が求まる。W_x から W が求められる。

$$W_x = \frac{S_2W_2 - S_1W_1}{(S_1 - S_2)}$$

不足当量法

・直接希釈分析法では混合し分離した後、比放射能 S を知るために重量を測定する必要があり、煩雑である。重量を測定しない方法が不足当量法である。

同位体誘導体法

・定量したい化合物を放射性同位体で標識して定量する方法である。定量したい化合物と化学形が等しい放射性化合物が得られない場合にこの方法で測定する。定量したい化合物の分子量と放射性試薬の分子量が必要になる。
例えば、定量したい化合物（A）やその類似化合物（B と C）と反応して化合物を形成する放射性試薬 R* を添加する。その後、引き続いて逆希釈法によって A の重量を求める。AR＋AR* の放射能 S_1 とその他の化合物 S_2 から W_1 を求めることができる。定量したい化合物の分子量 M_A と A と反応する放射性試薬の分子量 M_R から A の重量 W_x を求められる。

$$W_x = \frac{M_A}{M_A + M_R} W_1 = \frac{M_A}{M_A + M_R}\left(\frac{S_R}{S_1 + S_2} - W_2\right)$$

【問題 25】 同位体希釈分析法で誤っているのはどれか。

1. 不足当量
2. イオン交換法
3. 二重希釈法
4. 逆希釈法
5. 直接希釈法

【解説 25】

1. 不足当量　→　×
2. イオン交換法　→　○
3. 二重希釈法　→　×
4. 逆希釈法　→　×
5. 直接希釈法　→　×

B. トレーサ利用

a. オートラジオグラフィ

オートラジオグラフィとはなぁ〜に？

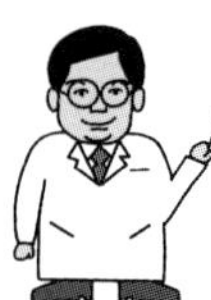

オートラジオグラフィとは、放射性核種の分布を写真上で視覚的に知る方法だよ。その取得画像をオートラジオグラムというよ。
オートラジオグラフィとは、マクロオートラジオグラフィ、ミクロオートラジオグラフィ、超ミクロオートラジオグラフィ、飛跡オートラジオグラフィに分類されるよ。

オートラジオグラフィの特徴を教えて！

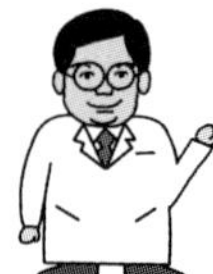

特徴は、次の通りだよ。

オートラジオグラフィの特徴
・分布を写真上に濃度として半永久的に保存できる。 ・分布状態を正確に知ることができる。 ・感度が良い。 ・定量的評価が難しい。 ・結果が得られるまでに時間がかかる。 ・熟練した手技が必要である。

試料作成法を教えて！

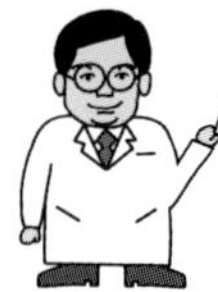

試料作成法は、次の通りだよ。

マクロオートラジオグラフィ
・植物の葉や茎、小動物の全身分布など、比較的大きな標本を用いて肉眼的に放射性核種の分布と量を知る。
ミクロオートラジオグラフィ
・生物の組織や細胞標本を組織学的な方法で作成する。
超ミクロオートラジオグラフィ
・標本中の RI の分布を光学顕微鏡で観察し、黒化銀粒子の数の増加として記録する方法である。 ・原子核乳剤またはオートラジオグラフィ乾板およびストリピングフィルムが用いられる。
飛跡オートラジオグラフィ
・光学顕微鏡下で荷電粒子の飛跡を観察する方法である。α 線放出核種は原子核乾板を用いて飛跡を知るのに最も適している。

イメージング法ってなぁ〜に？

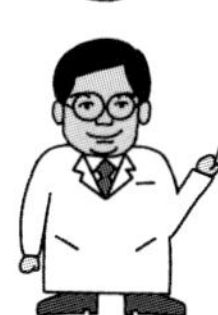

イメージング法は、動物、植物、DNA、RNA などの試料のマクロオートラジオグラフィで用いられるよ。
光の下で作業ができるよ。

【問題 26】 オートラジオグラフィで最も高い解像力が得られるのはどれか。

1. ^{3}H
2. ^{14}C
3. ^{32}P
4. ^{35}S
5. ^{59}Fe

【解説 26】

1. ^{3}H → ○ β 線エネルギーが最も低い
2. ^{14}C → ×
3. ^{32}P → ×
4. ^{35}S → ×
5. ^{59}Fe → ×

6. 放射化学の応用

A. 核医学

a. インビボ検査

インビボ検査ってなぁ～に？

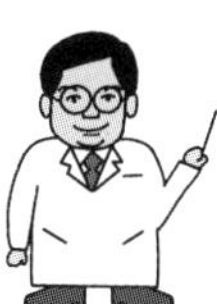

インビボ検査とは、放射性医薬品を被検者に投与して行う生体内検査のことだよ。
このときに被検者に極微量を投与する放射性医薬品は、機能や代謝を反映する放射性トレーサだよ。
集積画像のことをシンチグラフィと呼ぶよ。

b. インビトロ検査

インビトロ検査ってなぁ～に？

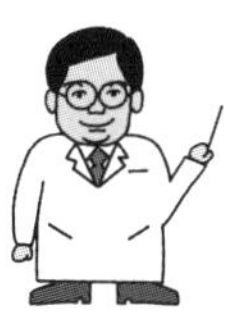

インビトロ検査とは、被検者から採取した血液や体液などの検体に含まれる微量な物質を試験管に入れて測定する検査だよ。
インビトロ検査は放射線の検出感度の高さを応用したものだよ。

c. 内用療法

内用療法ってなぁ～に？

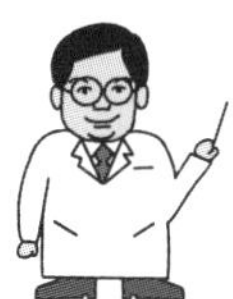

内用療法とは、患者治療用の放射性医薬品を投与する方法だよ。
内用療法用の放射性医薬品は ^{131}I（甲状腺機能更新症、甲状腺癌およびその転移癌）に応用されているよ。

d. 放射性医薬品

放射性医薬品にはどんな核種があるの？

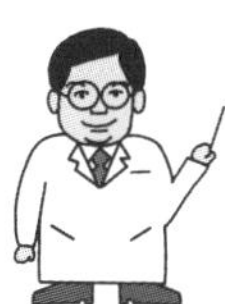

代表的な放射性医薬品の核種は次の通りだよ。

核種	特徴
^{99m}Tc	・β線を放出しないため、被検者の被曝が少ない。 ・化学反応性に富み、様々な標識化合物を調製できる。
^{123}I	・甲状腺検査に利用する。 ・脳血流、心筋、腎機能などの検査に使用される。 ・γ線エネルギー 159 keV のγ線を信号として取り出し、画像化する。 ・529 keV のγ線は 159 keV の信号に影響する。 ・物理的半減期が 13.27 時間である。
^{131}I	・甲状腺検査に利用する。 ・物理的半減期が 8.01 日と長く、大量投与ができない。 ・β線を放出し、被曝は多い。 ・364 keV のγ線を使用する。
^{67}Ga	・クエン酸ガリウムにする。 ・悪性腫瘍の検査に用いられる。 ・炎症性病変の検査にも有用である。 ・物理的半減期が 3.261 日である。 ・検査では、93 keV、185 keV、300 keV のγ線エネルギーで画像収集が行われる。
^{201}Tl	・塩化タリウム注射液にする。 ・心筋血流、脳腫瘍、肺癌などの検査に用いられる。 ・物理的半減期が 72.91 時間である。 ・70.8 ～ 80.3 keV の特性 X 線が用いられる。
^{111}In	・塩化インジウム注射液にする。 ・造血骨髄の検査に使用される。 ・物理的半減期が 2.805 日である。 ・検査では、171 keV と 245 keV のγ線が使用される。 ・標識化合物とした場合、脳脊髄腔の検査に使用される。
^{133}Xe	・不活性ガスである。 ・脳局所血流の検査に使用される。 ・物理的半減期が 5.243 日である。 ・81 keV のγ線が使用される。
^{81m}Kr	・不活性ガスである。 ・肺換気の検査に使用される。 ・物理的半減期が 13.1 秒である。 ・190 keV のγ線が使用される。
^{51}Cr	・赤血球寿命を測定できる。 ・画像は収集しない。 ・物理的半減期が 27.7 日である。 ・320 keV のγ線が使用される。
^{59}Fe	・クエン酸第二鉄として鉄代謝をみる。 ・物理的半減期が 44.5 日である。 ・γ線エネルギーは 1.099 MeV、1.292 MeV が使用される。

e. 放射平衡の応用（ジェネレータ）

ジェネレータとはなぁ〜に？

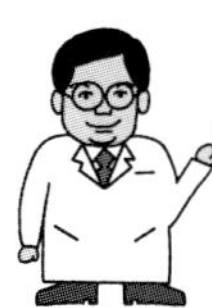

ジェネレータとは、半減期の長い親核種から娘核種を分離して使用するものだよ。
放射性医薬品は貯蔵することができないよ。
娘核種を分離して供給するのに ^{99}Mo-^{99m}Tc ジェネレータがあるよ。

^{99}Mo - ^{99m}Tc ジェネレータ	
構造	・**カラム、遮へい用鉛シールド、除菌フィルタ、生理食塩水、真空バイアル**およびそれらにつなぐ**チューブ**などから構成されている。
溶出の原理	・**カラム**にイオン交換体（アルミナ）が充填されている。 ・溶出は生理食塩水のため pH 6.0 になる。 ・$^{99}MoO_4^{2-} + 2R^+ \rightarrow R_2{}^{99}MoO_4$ ただし、R^+アルミナ上の 1 価の結合サイトである。 一方、^{99}Mo は崩壊して ^{99m}Tc となるため、$^{99m}TcO_4^-$という 1 価のアニオン（陰イオン）になる。 $R_2{}^{99}MoO_4 \rightarrow R^+ + R^{99m}TcO_4$ ^{99m}Tc は 1 個の結合サイトと結合し、^{99}Mo は 2 個の結合サイトと結合している。生理食塩水で溶出すると、$^{99m}TcO_4^-$のみが溶出される。^{99}Mo の混在量やアルミニウムイオンはほとんど存在しない。
カラム内の放射能	・^{99}Mo-^{99m}Tc ジェネレータは他の核種の放射平衡と違い、娘核種が親核種の放射能を超えることはない。 ・^{99m}Tc の放射能が最大になる経過時間はミルキング終了から **22.86** 時間後になる。 ・^{99}Mo が 1 GBq の場合、22.86 時間経過すると ^{99m}Tc が 1,690 MBq 溶出できる。
カラム内に存在する核種の種類	・^{99}**Tc** が存在する。 ・^{99}Tc は**γ**線を放出しない。 ・数日間ミルキングしていない場合は、一度ミルキングしてその溶液を破棄し、その後、放射能が回復してから**ミルキング**すべきである。
溶出時の放射能の算出	・過渡平衡で、^{99m}Tc と ^{99}Mo との放射能比を F（t）とすると $F(t)=\frac{A_2}{A_1}=\frac{0.877\lambda_2(e^{-\lambda_1 t}-e^{-\lambda_2 t})}{(\lambda_2-\lambda_1)e^{-\lambda_1 t}}$ である。^{99m}Tc が 588 MBq あったとする。前回のミルキングから 6 時間経過していた場合、t ＝ 6 より、F（6）＝ 0.450 であるので ^{99m}Tc は 588 × 0.450 ＝ 265 MBq 溶出される。
カラムからの線量	・カラムからの 1 cm 線量当量率の計算式 $H_{1cm}=\Gamma_{1cm}\frac{A}{r^2}\quad[\mu Sv\cdot h^{-1}]$ ただし、A は ^{99}Mo の放射能 [MBq]、Γ はカラムからの距離［m］、Γ_{1cm} は 1 cm 線量当量率定数 [$\mu Sv\cdot m^2 MBq^{-1}\cdot h^{-1}$] である。
溶出曲線	・ミルキング時の生理食塩液の通過した量と溶出された ^{99m}Tc 放射能の関係を示したもの
ジェネレータの製造法	・硝酸で活性化したアルミナを充填したカラムに ^{99}Mo を吸着させた後、塩酸および生理食塩水で洗浄する。このカラムを完全に滅菌し、ジェネレータに装着する。

f. PET の化学

ポジトロン CT 検査ってなぁ～に？

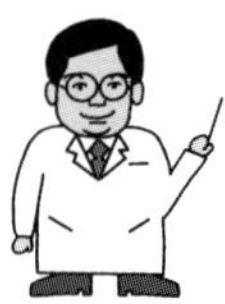

ポジトロン CT 検査とは、陽電子を放出する放射性同位元素で標識した放射性薬剤を投与し、この放射性薬剤が集まる臓器の分布を撮像する検査だよ。PET/CT 検査のことだよ。
特に、^{18}F-FDG、^{15}O 標識ガスが検査に用いられるよ。

PET 用ポジトロン放出核種には何があるの？

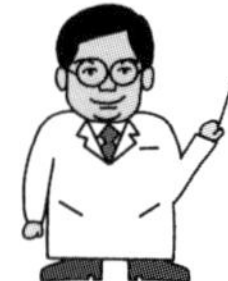

次の核種があるよ。

核種	半減期（分）
^{11}C	20.39
^{13}N	9.965
^{15}O	2.037
^{18}F	109.8

B. 分子イメージング

a. 分子イメージング

分子イメージングってなぁ～に？

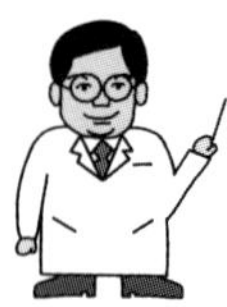

分子イメージングとは、生体反応を分子・細胞レベルの変化としてとらえ、これを可視化する技術のことをいうのだよ。ポジトロン断層撮影法が代表的だよ。

C. 年代測定法

a. 年代測定法

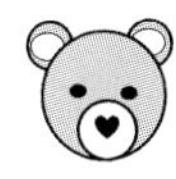

年代測定法とはなぁ～に？

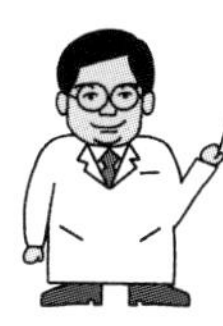

年代測定法とは、放射性元素が一定の半減期で壊変するのを利用して、岩石などの生成年代を測定する方法だよ。
カリウム・アルゴン法などがあるよ。

方法	測定 1	測定 2	半減期	主な試料	対象年代
親娘関係					
K-Ar 法	^{40}Ar	K（^{40}K）	1.3×10^{9} y	雲母などの鉱物	$10^{10} \sim 10^{6}$ y
U-Pb 法	^{206}Pb	U（^{238}U）	4.5×10^{9} y	ジルコンなどの鉱物	$10^{10} \sim 10^{7}$ y
Sr-Rb 法	^{89}Sr	Rb（^{87}Rb）	4.9×10^{9} y	岩石、鉱物	$10^{10} \sim 10^{7}$ y
非放射能変化					
^{14}C 法	^{14}C	C	5730 y	木材、貝	30,000 ～ 300 y
^{3}H 法	^{3}H	H_2O	12.3 y	海水、地下水	100 ～ 1 y
壊変生成物の利用					
fission track 法	fission track	^{238}U	1.3×10^{9} y	ガラス、リン、石灰石	$10^{9} \sim 10^{4}$ y
ESR 法	ESR			石灰石	$10^{4} \sim 10^{2}$ y

7. 練習問題

注）「練習問題」の解答欄の○×は、問題に対しての○×を記述しています。

Q001 親核種 P（半減期 T_p、壊変定数 λ_p）と娘核種 D（半減期 T_D、壊変定数 λ_D）との間が過渡平衡にあるとき、娘核種の放射能を示す式で正しいのはどれか。ただし、親核種の放射能は A である。

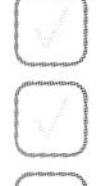

1. $AT_D/(T_p - T_D)$
2. $AT_p/(T_p - T_D)$
3. $A\lambda_p/(\lambda_D - \lambda_p)$
4. $A\lambda_p/(\lambda_P - \lambda_D)$
5. $A\lambda_D/(\lambda_P - \lambda_D)$

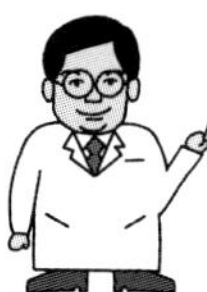

1. $AT_D/(T_p - T_D)$ → ×
2. $AT_p/(T_p - T_D)$ → ○
3. $A\lambda_p/(\lambda_D - \lambda_p)$ → ×
4. $A\lambda_p/(\lambda_P - \lambda_D)$ → ×
5. $A\lambda_D/(\lambda_P - \lambda_D)$ → ×

過渡平衡の場合は、次式が成立する。

$$A_D = \frac{A \cdot \lambda_D}{(\lambda_D - \lambda_P)} = \frac{A \cdot T_P}{(T_P - T_D)}$$

解答 → 2

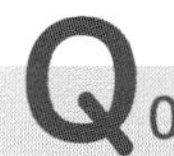

Q002 測定したい試料が放射性である場合に用いられる分析法はどれか。

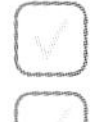

1. PIXE 法
2. 直接希釈法
3. 放射化分析法
4. 放射化学分析法
5. アイソトープ誘導体法

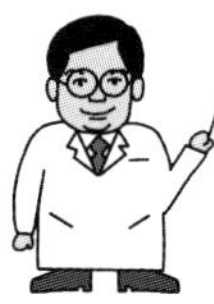

1. PIXE 法 → ×
2. 直接希釈法 → ×
3. 放射化分析法 → ×
4. 放射化学分析法 → ○
5. アイソトープ誘導体法 → ×

・試料（核実験や原子炉事故）が放射性同位体の場合：放射化学分析法を用いる。
・試料が安定同位体の場合：放射分析（放射滴定）、同位体希釈法（直接希釈法、逆希釈法、二重希釈法）、放射化分析法（核反応）を用いる。

解答　→ 4

Q003　生物学的半減期と物理的半減期が等しいときに、有効半減期が最も短いのはどれか。

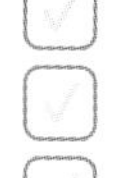

1. ^{18}F
2. ^{67}Ga
3. ^{99m}Tc
4. ^{131}I
5. ^{201}Tl

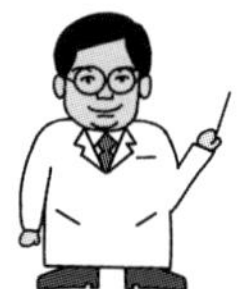

1. ^{18}F　→ ○
2. ^{67}Ga　→ ×
3. ^{99m}Tc　→ ×
4. ^{131}I　→ ×
5. ^{201}Tl　→ ×

有効半減期は物理学的半減期に近い値になる。

核種	物理学的半減期
^{18}F	109 分
^{67}Ga	78.3 時間
^{99m}Tc	6 時間
^{131}I	804 日
^{201}Tl	73 時間

解答　→ 1

Q004　原子炉生成核種はどれか。2 つ選べ。

1. ^{3}H
2. ^{11}C
3. ^{15}O
4. ^{18}F
5. ^{137}Cs

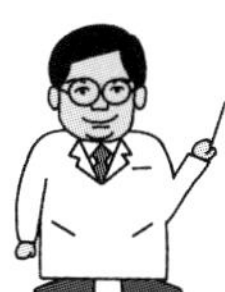

1. ^{3}H → ○ 原子炉生成核種
2. ^{11}C → × サイクロトロン生成核種
3. ^{15}O → × サイクロトロン生成核種
4. ^{18}F → × サイクロトロン生成核種
5. ^{137}Cs → ○ 原子炉生成核種

解答 →1、5

Q005 正しいのはどれか。2つ選べ。

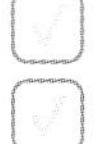

1. 共沈法は溶解度積の法則を用いる。
2. 無担体の放射性同位体は比放射能が高い。
3. イオン交換法の陰イオン交換基にカルボン酸基がある。
4. スカベンジャーは目的とする放射性同位体を沈殿させる。
5. 電気泳動法は電解質中のイオンに磁場をかけて分離する。

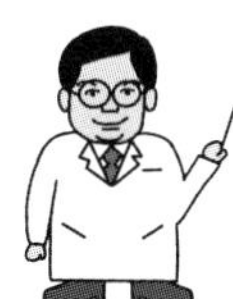

1. 共沈法は溶解度積の法則を用いる。 → ○
2. 無担体の放射性同位体は比放射能が高い。 → ○
3. イオン交換法の陰イオン交換基にカルボン酸基がある。 → ×
   陰イオン交換基にはアンモニウム基が用いられる。
4. スカベンジャーは目的とする放射性同位体を沈殿させる。 → ×
   スカベンジャーは目的以外の RI を除去するために加える担体である。
5. 電気泳動法は電解質中のイオンに磁場をかけて分離する。 → ×
   磁場でなく電場をかける。

解答 →1、2

Q006 正しいのはどれか。2つ選べ。

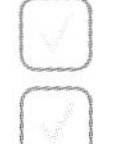

1. 放射性降下物 ^{90}Sr の分析は放射分析に利用される。
2. 同位体効果は原子番号が6より大きい元素で生じる。
3. 放射性炭素 ^{14}C を測定することで年代測定が可能である。
4. α 線を用いると高解像度のオートラジオグラムが得られる。
5. アクチバブルトレーサ法で用いるトレーサは非放射性の元素である。

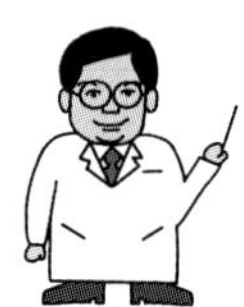

1. 放射性降下物 ^{90}Sr の分析は放射分析に利用される。　→ ×
放射分析でなく、放射化学分析が必要である。
2. 同位体効果は原子番号が 6 より大きい元素で生じる。　→ ×
原子番号が 6 以下の ^{1}H、^{2}H、^{3}H でも生じる。
3. 放射性炭素 ^{14}C を測定することで年代測定が可能である。　→ ○　正しい
4. α 線を用いると高解像度のオートラジオグラムが得られる。　→ ×
α 線でなく β 線がオートラジオグラムに用いられる。
5. アクチバブルトレーサ法で用いるトレーサは非放射性の元素である。
→ ○　正しい

解答　→ 3、5

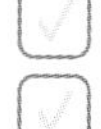

Q007　物理的半減期が最も長い核種はどれか。

1. ^{67}Ga
2. ^{81m}Kr
3. ^{99m}Tc
4. ^{111}In
5. ^{123}I

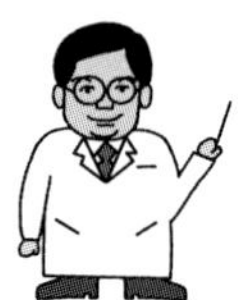

1. ^{67}Ga　→ ○
2. ^{81m}Kr　→ ×
3. ^{99m}Tc　→ ×
4. ^{111}In　→ ×
5. ^{123}I　→ ×

核種	半減期
^{67}Ga	3.3 日
^{81m}Kr	13 秒
^{99m}Tc	6.02 時間
^{111}In	2.8 日
^{123}I	13 時間

解答　→ 1

Q008　親核種 X、娘核種 Y および孫核種 Z の間の放射平衡を示す図で正しいのはどれか。2 つ選べ。

1. X と Y とは永続平衡の状態にある。
2. 親核種の半減期は約 40 時間である。
3. 娘核種の半減期は約 350 時間である。
4. 曲線 A は全体の放射線の推移を示す。
5. 曲線 B は生成する娘核種の生成と減衰とを示す。

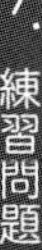

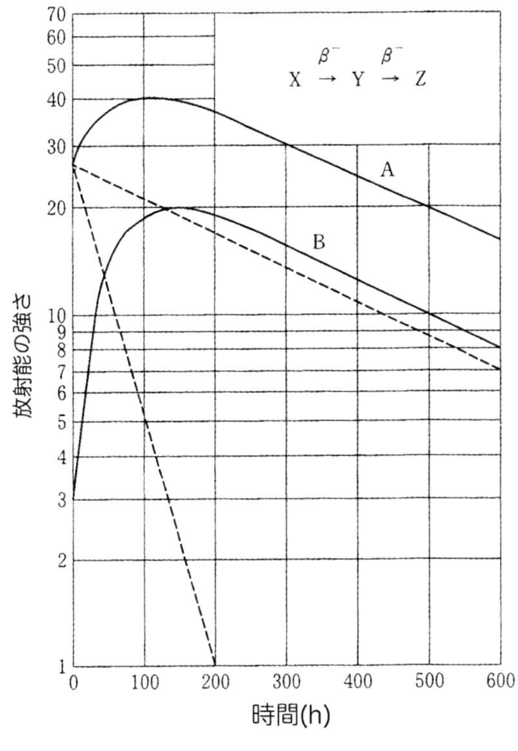

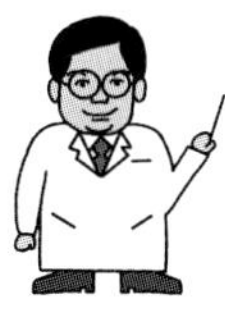

1. X と Y とは永続平衡の状態にある。 → × 図は過渡平衡の状態である
2. 親核種の半減期は約 40 時間である。 → × 半減期は約 300 時間である
3. 娘核種の半減期は約 350 時間である。 → × 半減期は約 400 時間である
4. 曲線 A は全体の放射線の推移を示す。 → ○ 正しい
5. 曲線 B は生成する娘核種の生成と減衰とを示す。 → ○ 正しい

解答 → 4、5

Q009 質量数が変化するのはどれか。

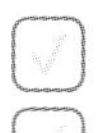

1. α 壊変
2. β^- 壊変
3. β^+ 壊変
4. 軌道電子捕獲
5. 核異性体転移

質量数を A、原子番号を Z とする。

1. α 壊変 → ○ (A − 4、Z − 2)
2. β^- 壊変 → × (A − 0、Z + 1)
3. β^+ 壊変 → × (A − 0、Z − 1)
4. 軌道電子捕獲 → × (A − 0、Z − 1)
5. 核異性体転移 → × (A − 0、Z − 0)

解答 → 1

Q010 娘核種が β^+ 線を放出するミルキングはどれか。

	親核種		娘核種
1.	^{68}Ge	――	^{68}Ga
2.	^{81}Rb	――	^{81m}Kr
3.	^{90}Kr	――	^{90}Y
4.	^{99}Mo	――	^{99m}Tc
5.	^{113}Sn	――	^{113m}In

	親核種		娘核種			
1.	^{68}Ge	――	^{68}Ga	→	○	娘核種が β^+ 線を放出
2.	^{81}Rb	――	^{81m}Kr	→	×	娘核種が IT 崩壊
3.	^{90}Kr	――	^{90}Y	→	×	娘核種が β^- 線を放出
4.	^{99}Mo	――	^{99m}Tc	→	×	娘核種が IT 崩壊
5.	^{113}Sn	――	^{113m}In	→	×	娘核種が IT 崩壊

解答 → 1

Q011 ^{235}U の熱中性子照射で核分裂収率の高いのはどれか。

1. ^{65}Zn
2. ^{106}Ru
3. ^{144}Ce
4. ^{192}Ir
5. ^{210}Pb

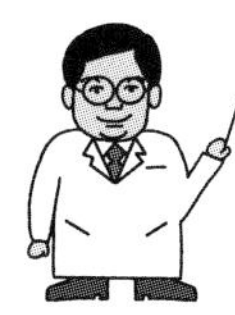

1. ^{65}Zn → ×
2. ^{106}Ru → ×
3. ^{144}Ce → ○
4. ^{192}Ir → ×
5. ^{210}Pb → ×

^{235}U の熱中性子照射で核分裂収率は質量数 90 と 140 付近に核分裂片が生成される。

解答 **→ 3**

Q012 放射性核種の分離で正しいのはどれか。2 つ選べ。

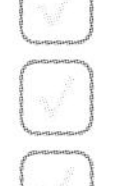

1. 電気化学的分離法は酸化還元反応を利用する。
2. クロラミン T 法は反跳効果を利用する分離法である。
3. イオン交換クロマトグラフィは短時間処理が可能である。
4. 目的の放射性核種の沈殿を防ぐためにスカベンジャーを加える。
5. 溶液抽出法はトレーサ量からマクロ量までの利用が可能である。

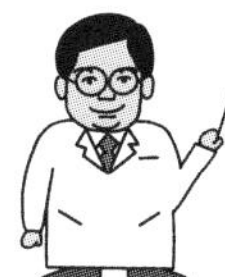

1. 電気化学的分離法は酸化還元反応を利用する。 → ○ **正しい**
2. クロラミン T 法は反跳効果を利用する分離法である。
   → × **分離法ではない**
3. イオン交換クロマトグラフィは短時間処理が可能である。
   → × **操作時間が長い**
4. 目的の放射性核種の沈殿を防ぐためにスカベンジャーを加える。
   → × **沈殿防止には保持担体が用いられる。**
5. 溶液抽出法はトレーサ量からマクロ量までの利用が可能である。 → ○ **正しい**

解答 **→ 1、5**

Q013 タンパク質の放射性ヨウ素標識法はどれか。2 つ選べ。

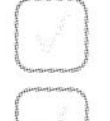

1. アマルガム交換法
2. ラジオコロイド法
3. ウィルツバッハ法
4. ボルトンハンター法
5. ラクトパーオキシターゼ法

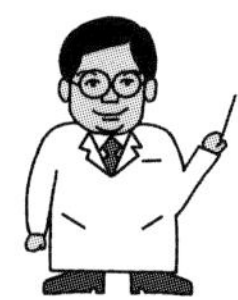

1. アマルガム交換法 → ×
　水銀に金などの金属などを溶かした後に、水銀を蒸発させて目的の金属を得る方法
2. ラジオコロイド法 → ×
　弱アルカリ性溶液に放射性核種が混入するとラジオコロイドが生成されることを利用した分離法である。
3. ウィルツバッハ法 → ×
　トリチウムガスを用いて試料に ^{3}H を標識する方法
4. ボルトンハンター法 → ○
5. ラクトパーオキシターゼ法 → ○

解答 → 4、5

Q014 壊変形式が β^- 核種なのはどれか。

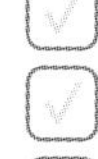

1. ^{11}C
2. ^{67}Ga
3. ^{99}Mo
4. ^{201}Tl
5. ^{241}Am

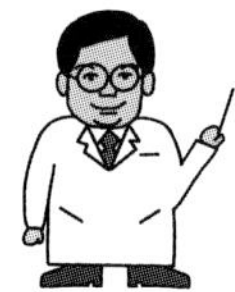

1. ^{11}C → ×
2. ^{67}Ga → ×
3. ^{99}Mo → ○
4. ^{201}Tl → ×
5. ^{241}Am → ×

核種	壊変形式
^{11}C	β^-, EC
^{67}Ga	EC
^{99}Mo	β^-
^{201}Tl	EC
^{241}Am	α

解答 → 3

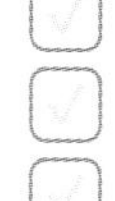015 ある元素 M（原子量 m）は同位体 ^{60}M8%と ^{64}M92%から構成されている。この元素（質量数 w [g] を原子炉（中性子フルエンス率 f [cm^{-2}・s^{-1}] で生成核の半減期の 2 倍時間照射した。(n, γ）反応で生成する ^{61}M の照射終了時における放射能 [Bq] はどれか。ただし、^{60}M（n, γ）^{61}M の核反応断面関 δ [cm^2]、アボガドロ数を N_A とする。

1. $\frac{m\times N_A\times\sigma}{50\times w\times f}$
2. $\frac{3\times m\times N_A\times f}{50\times w\times\sigma}$
3. $\frac{w\times N_A\times f\times\sigma}{50\times m}$
4. $\frac{w\times N_A\times f\times\sigma}{m}$
5. $\frac{3\times w\times N_A\times f\times\sigma}{50\times m}$

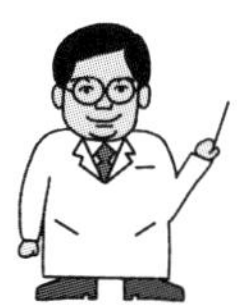

1. → ×
2. → ×
3. → ×
4. → ×
5. → ○

質量数を m、中性子束密度を f、アボガドロ数を N_a、試料重量比を w、存在比を P とすると、原子数 N は

$$N=P\cdot w\cdot N_a/m$$

生成核種を A、放射化断面積を σ、半減期を T、照射時間を t とすると

$$A=N\cdot\sigma\cdot f\left(1-e^{-0.693t/T}\right)$$

生成核の半減期の 2 倍時間照射したので、t = 211:49 AM とする。

$$A=N\cdot\sigma\cdot f\left(1-e^{-0.693\cdot 2T/T}\right)=N\cdot\sigma\cdot f\left(1-\frac{1}{4}\right)=\frac{3}{4}N\cdot\sigma\cdot f$$

したがって

$$A=(P\cdot w\cdot N_a/m)\cdot\frac{3}{4}\cdot N\cdot\sigma\cdot f$$

P = 8% = 0.08 より

$$A=(0.08\cdot w\cdot N_a)\cdot\frac{3}{4}\cdot N\cdot\sigma\cdot f=3\cdot w\cdot N_a\,\sigma\cdot f/50\cdot m$$

解答 → 5

Q016　オートラジオグラムで最も高い解像度が得られるのはどれか。

1. ^{3}H
2. ^{14}C
3. ^{32}P
4. ^{35}S
5. ^{59}Fe

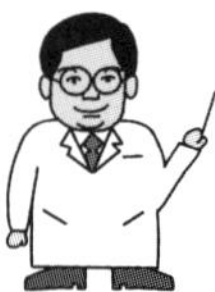

1. ^{3}H　→ ○　β^{-}　0.018 MeV
2. ^{14}C　→ ×　β^{-}　0.156 MeV
3. ^{32}P　→ ×　β^{-}　1.711 MeV
4. ^{35}S　→ ×　β^{-}　0.168 MeV
5. ^{59}Fe　→ ×　β^{-}　0.270 MeV

オートラジオグラムで最も高い解像度が得られるのは β^{-} 放出、低エネルギー核種である。

解答　→ 1

Q017　半減期が 6 時間である放射性医薬品の有効半減期が 2.4 時間であった。生物学的半減期［時間］はどれか。

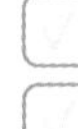

1. 2
2. 3.2
3. 4
4. 4.8
5. 6

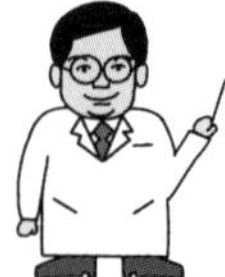

1. 2　→ ×
2. 3.2　→ ×
3. 4　→ ○
4. 4.8　→ ×
5. 6　→ ×

T_e を有効半減期、T_p を物理学的半減期、T_b を生物学的半減期とすると

$$\frac{1}{T_e}=\frac{1}{T_p}+\frac{1}{T_b}$$ である。

解答　→ 3

Q018 核反応で正しいのはどれか。2つ選べ。

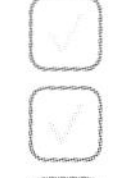

1. ^{14}N（d, n）^{15}C
2. ^{18}O（p, n）^{18}F
3. ^{32}S（N, p）^{32}P
4. ^{59}Co（2n, γ）^{60}Co
5. ^{84}Sr（n, p）^{85}Sr

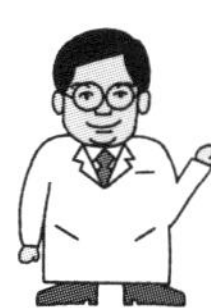

1. ^{14}N（d, n）^{15}C → × ^{14}N（d, n）^{15}O
2. ^{18}O（p, n）^{18}F → ○ 正しい
3. ^{32}S（N, p）^{32}P → ○ 正しい
4. ^{59}Co（2n, γ）^{60}Co → × ^{59}Co（n, γ）^{60}Co
5. ^{84}Sr（n, p）^{85}Sr → × ^{84}Sr（n, γ）^{85}Sr

解答 → 2、3

Q019 ^{99}Mo-^{99m}Tc ジェネレータで正しいのはどれか。2つ選べ。

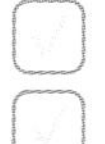

1. 溶出に蒸留水を使用する。
2. $^{99m}TcO_4{}^{+}$の形で溶出される。
3. ^{99}Mo の半減期は ^{99m}Tc の半減期よりも長い。
4. ミルキング後 13 時間で放射平衡に達する。
5. ^{99}Mo と ^{99m}Tc との間に過渡平衡が成立している。

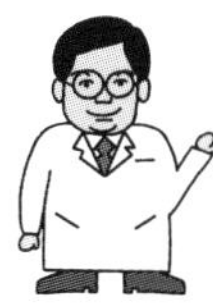

1. 溶出に蒸留水を使用する。 → × 生理食塩水を用いる
2. $^{99m}TcO_4{}^{+}$の形で溶出される。 → × $^{99m}TcO_4{}^{-}$の形で溶出
3. ^{99}Mo の半減期は ^{99m}Tc の半減期よりも長い。 → ○ 正しい
4. ミルキング後 13 時間で放射平衡に達する。 → × 24 時間で放射平衡
5. ^{99}Mo と ^{99m}Tc との間に過渡平衡が成立している。 → ○ 正しい

解答 → 3、5

Q020　正しいのはどれか。2つ選べ。

1. 薄層クロマトグラフィ法は分配率を算出する。
2. 溶媒抽出はイオン化傾向の性質を利用する。
3. イオン交換樹脂による分離法は分離係数が高い。
4. 電気泳動法はラジオコロイドの特性を利用する。
5. シラード・チャルマ法は反跳効果を用いて分離する。

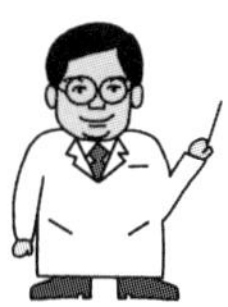

1. 薄層クロマトグラフィ法は分配率を算出する。　→　×　Rf 値を求める
2. 溶媒抽出はイオン化傾向の性質を利用する。　→　×　2 相に分離する方法
3. イオン交換樹脂による分離法は分離係数が高い。　→　○　正しい
4. 電気泳動法はラジオコロイドの特性を利用する。　→　×
   溶液中に固定相を入れて通電し、固定相中に物質を泳動させる方法
5. シラード・チャルマ法は反跳効果を用いて分離する。→　○　正しい

解答　→ 3、5

Q021　放射化学的純度の測定に用いられるのはどれか。2つ選べ。

1. 電気泳動法
2. 放射化分析法
3. 逆希釈分析法
4. 直接希釈分析法
5. エネルギー分析法

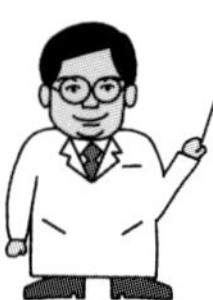

1. 電気泳動法　→　○
2. 放射化分析法　→　×
3. 逆希釈分析法　→　○
4. 直接希釈分析法　→　×
5. エネルギー分析法　→　×

放射化学的純度とは、目的とする化学形の核種が物質の全放射能に占める割合を示す。

解答　→ 1、3

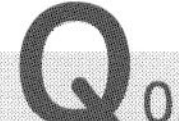

022 標識化合物の放射線分解の低減化で間違っているのはどれか。

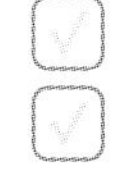

1. 室温で保管する。
2. 少量ずつ保管する。
3. 比放射能を低くする。
4. 放射能濃度を低くする。
5. 他の強い放射線源から離して置く。

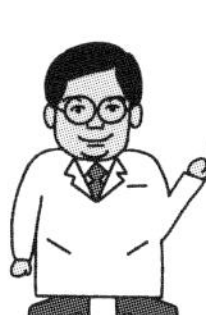

1. 室温で保管する。 → ○ 誤り。低温保管が良い
2. 少量ずつ保管する。 → × 正しい
3. 比放射能を低くする。 → × 正しい
4. 放射能濃度を低くする。 → × 正しい
5. 他の強い放射線源から離して置く。 → × 正しい

解答 →1

023 直接希釈分析法で目的化合物に添加する放射性同位体の質量 M_a、比放射能を R_a とし、混合物の比放射能が R_m であった場合の目的化合物の質量はどれか。

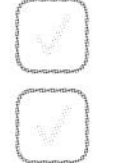

1. $\left(1+\frac{R_m}{R_a}\right)M_a$
2. $\left(1-\frac{R_m}{R_a}\right)M_a$
3. $\left(\frac{R_a}{R_m}-1\right)M_a$
4. $\frac{M_a}{(R_a+R_m)}$
5. $\frac{M_a}{(R_a-R_m)}$

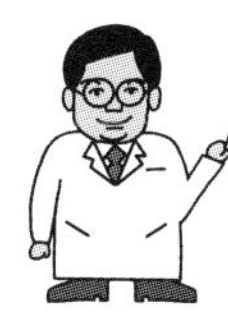

直接希釈分析法は、比放射能の未知試料の質量を質量既知の放射性核種を加えることにより定量する方法である。

1. $\left(1+\frac{R_m}{R_a}\right)M_a$ → ×
2. $\left(1-\frac{R_m}{R_a}\right)M_a$ → ×
3. $\left(\frac{R_a}{R_m}-1\right)M_a$ → ○
4. $\frac{M_a}{(R_a+R_m)}$ → ×
5. $\frac{M_a}{(R_a-R_m)}$ → ×

直接希釈法：放射能は混合前後で保存される。

混合前の放射能：$M_a \times R_a$
混合後の放射能：$(M_a + x) \times R_m$
したがって

$$M_a \times R_a = (M_a + x) \times R_m$$

$$x = \left(\frac{R_a}{R_m} - 1\right) M_a$$

解答 → 3

Q024 組み合わせで誤っているのはどれか。

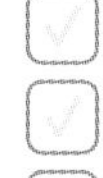

1. 同位体効果 ——— 年代測定
2. 同位体交換反応 ——— ウィルツバッハ法
3. ラジオコロイド ——— 吸着
4. アクチバブルトレーサ ——— 野外調査
5. オートラジオグラフィ ——— イメージングプレート

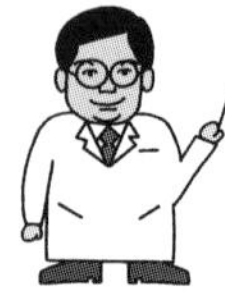

1. 同位体効果 ——— 年代測定 → ○ 誤り
   年代測定は天然放射性核種の放射能を測定する。
2. 同位体交換反応 ——— ウィルツバッハ法 → × 正しい
3. ラジオコロイド ——— 吸着 → × 正しい
4. アクチバブルトレーサ ——— 野外調査 → × 正しい
5. オートラジオグラフィ ——— イメージングプレート → × 正しい

解答 → 1

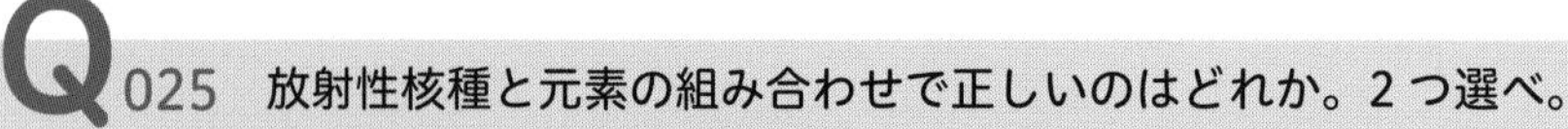

Q025 放射性核種と元素の組み合わせで正しいのはどれか。2 つ選べ。

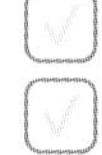

1. ^{109}Pd ——— 鉛
2. ^{140}La ——— ランタン
3. ^{144}Ce ——— セシウム
4. ^{226}Ra ——— ラドン
5. ^{239}Pu ——— プルトニウム

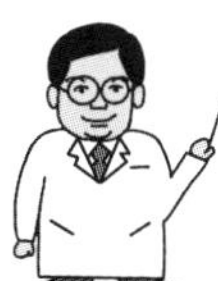

1. ^{109}Pd ―― 鉛 → × パラジウム
2. ^{140}La ―― ランタン → ○ 正しい
3. ^{144}Ce ―― セシウム → × セリウム
4. ^{226}Ra ―― ラドン → × ラジウム
5. ^{239}Pu ―― プルトニウム → ○ 正しい

解答 → 2、5

Q026 核種 A（半減期：3 時間）と核種 B（半減期：4 時間）の放射能が等しいとき、A の放射能が B の 0.5 倍になるのは何時間後か。
ただし、A と B に親核種、娘核種の関係はないものとする。

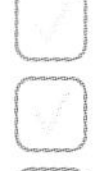

1. 1
2. 2
3. 8
4. 12
5. 16

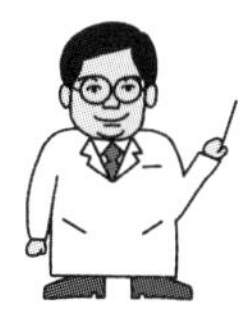

1. 1 → ×
2. 2 → ×
3. 8 → ×
4. 12 → ○
5. 16 → ×

核種 A、B の放射能をぞれぞれ A_0、B_0、t 時間後の放射能をそれぞれ A_t、B_t とする。

$A_0 = B_0$

$A_t = 0.5B_t$

$$A_t = A_0\left(\frac{1}{2}\right)^{t/3}$$

$$B_t = B_0\left(\frac{1}{2}\right)^{t/4}$$

より　t = 12 時間

解答 → 4

Q027 ラジオコロイドで正しいのはどれか。2 つ選べ。

1. 溶解度以下であっても難溶性化合物を作る条件では生成されにくい。
2. ラジオコロイドの生成は担体を加えても防げない。
3. アルカリ性よりも酸性で生成しやすい。
4. 錯イオン形成剤を加えることが生成を防ぐ方法の一つである。
5. 放射平衡にある ^{90}Sr-^{90}Y から ^{90}Y（OG）$_3$ としてろ紙上に生成する。

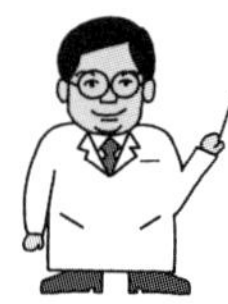

1. 溶解度以下であっても難溶性化合物を作る条件では生成されにくい。　→　×
2. ラジオコロイドの生成は担体を加えても防げない。　→　×
3. アルカリ性よりも酸性で生成しやすい。　→　×
4. 錯イオン形成剤を加えることが生成を防ぐ方法の一つである。　→　○
5. 放射平衡にある ^{90}Sr-^{90}Y から ^{90}Y（OG）$_3$ としてろ紙上に生成する。　→　○

―ラジオコロイドの特徴―

・ラジオコロイドは 10^{-5} ～ 10^{-7} cm の粒子である。
・微量の RI は溶液中で安定なコロイド粒子を形成する。
・中性～アルカリ性で生成される。
・ラジオコロイドになりやすい元素は次の通りである。
　　P、Y、Zr、Nb、Bi、Th、Pu、Ba、La、Ce、Ca、Ag
・重力や遠心分離で容易に沈殿する。
・イオンとは異なる挙動を示す。
・コロイドになるとイオンとしての挙動は示されない。
・コロイドは容器壁面やイオン交換樹脂に吸着されやすい。
・吸着のしやすさは溶液の pH で変化する。
・ラジオコロイドを利用した RI 分離の例　：　^{90}Sr -^{90}Y
　・^{90}Sr-^{90}Y 塩酸溶液をアンモニア水（pH9）で濾過する。
　・^{90}Sr が濾過され、^{90}Y がろ紙に吸着される。
　・ろ紙を希塩酸で洗浄する。
　・^{90}Y がろ紙から溶離する（無担体分離）。
　・^{90}Y はラジオコロイドになりやすく、pH で吸着程度が変化する。
　・^{90}Sr はラジオコロイドになりにくい。

解答　→ 4、5

Q028 ジェネレータで抽出されるのはどれか。2 つ選べ。

1. ^{67}Ga
2. ^{82}Rb
3. ^{99m}Tc
4. ^{123}I
5. ^{201}Tl

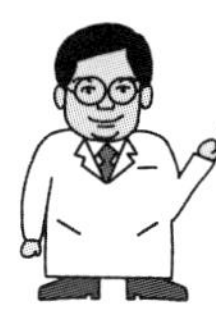

1. ^{67}Ga → × サイクロトロン核種
2. ^{82}Rb → ○ 正しい
3. ^{99m}Tc → ○ 正しい
4. ^{123}I → × サイクロトロン核種
5. ^{201}Tl → × サイクロトロン核種

解答 →2、3

Q029 正しいのはどれか。2 つ選べ。

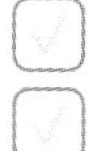

1. 比放射能は無担体状態で最高となる。
2. 同位体は 2 つの各種間で質量数は等しい。
3. スカベンジャーの目的は放射性同位体を沈殿させる。
4. 放射性同位体の自己吸収は同位体担体を添加すると減少する。
5. ^{140}Ba-^{140}La の ^{140}La 分離には保持担体として Ba^{2+} を添加する。

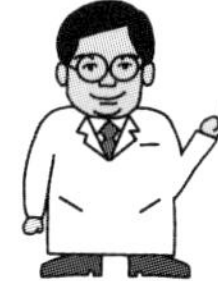

1. 比放射能は無担体状態で最高となる。 → ○ 正しい
2. 同位体は 2 つの各種間で質量数は等しい。 → ×
3. スカベンジャーの目的は放射性同位体を沈殿させる。 → ×
4. 放射性同位体の自己吸収は同位体担体を添加すると減少する。 → ×
5. ^{140}Ba-^{140}La の ^{140}La 分離には保持担体として Ba^{2+} を添加する。 → ○ 正しい

解答 →1、5

Q030 放射性核種の分離法で誤っているのはどれか。

1. 共沈法は担体を加え沈殿反応を利用する。
2. 電気泳動法は目的物質の電荷を利用する。
3. 溶出抽出法は液相の分配係数の違いを利用する。
4. イオン交換クロマトグラフィは昇華性を利用する。
5. ラジオコロイド法はろ紙などへの吸着性を利用する。

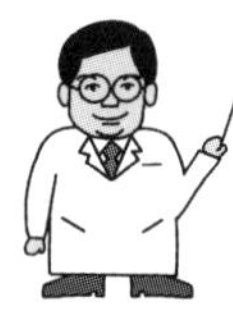

1. 共沈法は担体を加え沈殿反応を利用する。 → × 正しい
2. 電気泳動法は目的物質の電荷を利用する。 → × 正しい
3. 溶出抽出法は液相の分配係数の違いを利用する。 → × 正しい
4. イオン交換クロマトグラフィは昇華性を利用する。 → ○ 誤り
   イオン交換樹脂と電解質溶液中のイオン交換を利用する。
5. ラジオコロイド法はろ紙などへの吸着性を利用する。 → × 正しい

―イオンクロマトグラフィの特徴―

・環境水中の無機イオン測定のために開発された。
・液体試料中のイオン成分（F^-、Cl^-、$NO_2{}^-$、Br^-、$NO_3{}^-$、$SO_4{}^{2-}$、$PO_4{}^{3-}$、Li^+、Na^+、$NH_4{}^+$、K^+、Mg^{2+}、Ca^{2+}等）を検出する手法である。
・水溶液中でイオンとして存在している物質を分離定量する方法である。
・固定相としてイオン交換樹脂を詰めたカラム中に、移動相である電解質溶液をポンプで加圧して流す。
・移動相に注入された試料イオンは、イオン交換樹脂との親和力の差に基づいて分離される。
・検出器には電気伝導度検出器を用い、各イオンの定量分析を行う。
・通常、イオン交換型が使用される。
・一般的な検出器は電気伝導度検出器である。
・多成分同時分析が可能である。
・共存成分の影響を受けにくい。
・信頼性の高い測定方法である。

解答 →4

Q031 ^{3}H の標識化合物の合成法で正しいのはどれか。

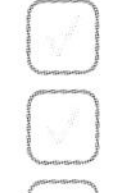

1. クロラミン T 法
2. ウィルツバッハ法
3. ボルトンハンター法
4. ペーパーディスク法
5. ラクトパーオキシダーゼ法

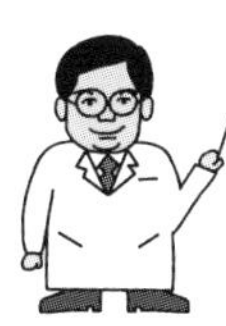

1. クロラミン T 法 → × タンパク質のヨウ素直接標識法である。
2. ウィルツバッハ法 → ○ 正しい
3. ボルトンハンター法 → × タンパク質のヨウ素間接標識法である。
4. ペーパーディスク法 → × 抗生物質などの活性を調べる方法
5. ラクトパーオキシダーゼ法 → × タンパク質のヨウ素直接標識法である。

―ウィルツバッハ法の特徴―

- ^{3}H の標識化合物の合成法である。
- 同位体交換法で数日放置する。同位体交換法は標識化合物の合成法の一種である。
- 有機化合物の標識に有用である。
- 化合物中の H と ^{3}H が交換して ^{3}H 標識化合物ができる。
- 簡単であらゆる化合物に応用できる。
- 分子内の ^{3}H 標識位置が不定である。
- 均一標識化合物ができにくい。
- ^{3}H の標識が外れやすく、比放射能が低い。
- 放射化学的純度が低い。
- ^{3}H の崩壊で放出 β 線または He によって化合物が分解することがある。

解答 → 2

Q032 組み合わせで正しいのはどれか。2 つ選べ。

1. PIXE 法 ―― 連続 X 線スペクトル
2. 同位体効果 ―― 水素原子
3. 放射化分析 ―― 鉄代謝測定
4. ラジオコロイド ―― 反跳
5. オートラジオグラフィ ―― 中性子線

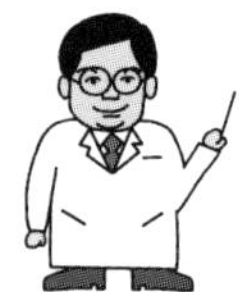

1. PIXE 法 ――― 連続 X 線スペクトル → ×
特性 X 線スペクトルを解析する
2. 同位体効果 ――― 水素原子 → ○ 正しい
3. 放射化分析 ――― 鉄代謝測定 → ○ 正しい
4. ラジオコロイド ――― 反跳 → × 放射性核種の分離
5. オートラジオグラフィ ――― 中性子線 → × 低エネルギー β 線

解答 → 2、3

Q033 放射線化学の実験操作で正しいのはどれか。

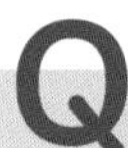

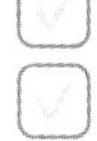

1. 除染しにくい核種はフード内で扱う。
2. あらかじめ cold run で問題点を調べておく。
3. 実験台にはビニールろ紙のビニール面を上身にして敷く。
4. 単半減期核種使用時にはゴム手袋を着用しなくてもよい。
5. 放射性物質の飛散を避けるため、安全ピペッターを使用する。

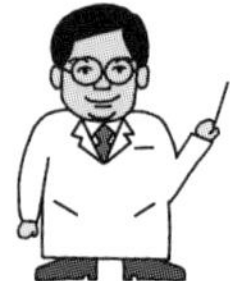

1. 除染しにくい核種はフード内で扱う。 → × 除染しやすい作業台等で行う
2. あらかじめ cold run で問題点を調べておく。 → ○ 正しい
3. 実験台にはビニールろ紙のビニール面を上にして敷く。
→ × ビニール面を下にして敷く
4. 単半減期核種使用時にはゴム手袋を着用しなくてもよい。
→ × ゴム手袋を着用
5. 放射性物質の飛散を避けるため安全ピペッターを使用する。
→ × 安全ピペッターは水溶液を取り扱う場合に使用する。

―cold run（コールドラン）―
RI を用いた実験を行うとき、安全にしかも効率良く実験を行うための準備として全く同じ実験を RI なしで行うことである。

解答 → 2

Q034 アルカリ土類金属元素はどれか。

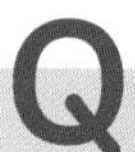

1. ^{18}F
2. ^{32}P
3. ^{67}Ga
4. ^{90}Sr
5. ^{131}I

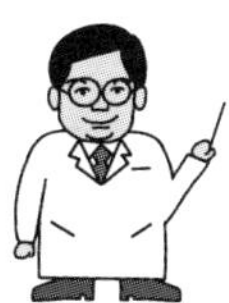

1. ^{18}F → × ハロゲン元素
2. ^{32}P → × 非金属元素
3. ^{67}Ga → × 金属元素
4. ^{90}Sr → ○ アルカリ土類金属
5. ^{131}I → × ハロゲン元素

—アルカリ土類金属元素—

・周期表 2 族のカルシウム（Ca）、ストロンチウム（Sr）、バリウム（Ba）、ラジウム（Ra）の 4 元素の総称である。

・単体は比較的活性であり、溶融塩電解によって製造される。　解答 → 4

Q035

親核種（半減期 T_1、壊変定数 λ_1、元素数 N_1）と娘核種（半減期 T_2、壊変定数 λ_2、元素数 N_2）が過渡平衡にあるとき、娘核種の原子数 N_2 はどれか。

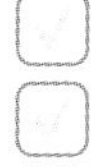

1. $\frac{\lambda_1}{\lambda_2-\lambda_1}N_1$
2. $\frac{\lambda_2}{\lambda_2-\lambda_1}N_1$
3. $\frac{\lambda_2}{\lambda_1-\lambda_2}N_1$
4. $\frac{T_2}{T_2-T_1}N_1$
5. $\frac{T_1}{T_1-T_2}N_1$

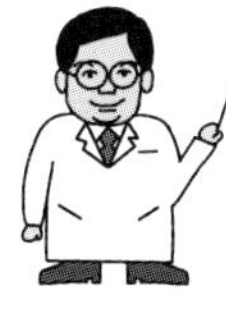

1. $\frac{\lambda_1}{\lambda_2-\lambda_1}N_1$ → ○
2. $\frac{\lambda_2}{\lambda_2-\lambda_1}N_1$ → ×
3. $\frac{\lambda_2}{\lambda_1-\lambda_2}N_1$ → ×
4. $\frac{T_2}{T_2-T_1}N_1$ → ×
5. $\frac{T_1}{T_1-T_2}N_1$ → ×

過渡平衡では、娘核種の原子数 N_2 は

$$N_2=\frac{\lambda_1}{\lambda_2-\lambda_1}N_1\left(e^{-\lambda_1 t}-e^{-\lambda_2 t}\right)+N_2 e^{-\lambda_2 t}$$

時間 t が十分に経過したとき、$e^{-\lambda_2 t}$ は $e^{-\lambda_1 t}$ に比べ、十分に小さいために無視できる。したがって、娘核種の原子数 N_2 は

$$N_2=\frac{\lambda_1}{\lambda_2-\lambda_1}N_1$$

解答 → 1

Q036 ^{90}Sr と ^{137}Cs に共通するものはどれか。2 つ選べ。

1. γ 放射体である。
2. 放射性の娘核種を持つ。
3. アルカリ金属元素である。
4. 骨に集まりやすい核種である。
5. ^{235}U の熱中性子による核分裂で高収率に生成される。

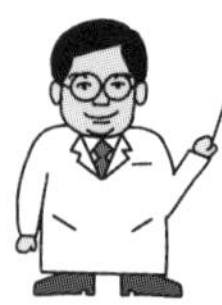

1. γ 放射体である。 → × 両方は β 放射体である
2. 放射性の娘核種を持つ。 → ○ ^{90}S-^{90}Y、^{137}Cs-^{137m}Ba
3. アルカリ金属元素である。
   → × ^{90}S：アルカリ土類元素、^{137}Cs：アルカリ金属
4. 骨に集まりやすい核種である。 → × ^{90}S：骨、^{137}Cs：筋肉
5. ^{235}U の熱中性子による核分裂で高収率に生成される。
   → ○ 質量数 95 付近と 140 付近の核が生成されやすい。

解答 → 2、5

Q037 放射性核種の分離生成法で正しいのはどれか。

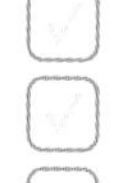

1. 蒸留法ではコロイド的性質を利用する。
2. 溶媒抽出法では溶媒に成分物質を抽出する。
3. イオン交換クロマトグラフィでは担体を用いる。
4. 共沈法では遠心分離器を用いて放射性核種を沈殿させる。
5. 電気泳動法では電荷を持った高分子の重量差を利用する。

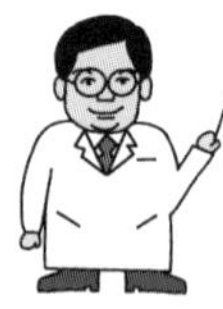

1. 蒸留法ではコロイド的性質を利用する。 → × 物質の沸点の差を利用
2. 溶媒抽出法では溶媒に成分物質を抽出する。 → ○ 正しい
3. イオン交換クロマトグラフィでは担体を用いる。
   → × イオン交換樹脂を用いる
4. 共沈法では遠心分離器を用いて放射性核種を沈殿させる。
   → × 溶解度積の法則を利用
5. 電気泳動法では電荷を持った高分子の重量差を利用する。
   → ×電荷を持った高分子の分子量差を利用して分離する。

―溶媒抽出法の特徴―

・互いに混じり合わない二液間溶質における溶質の分配（どちらに溶けやすいか）を利用した分離・濃縮方法である。

・ウラン鉱石の精錬や原子炉の使用済燃料の再処理に適応されている。
・操作が簡単で定量性が良い。

解答 →2

Q038 放射化学分離法の組み合わせで正しいのはどれか。

1. 共沈法 ―― 溶解度積
2. 電気泳動法 ―― 担体
3. 溶媒抽出法 ―― アンモニア
4. 昇華・蒸留法 ―― Rf 値
5. 薄層クロマトグラフィ ―― ガスキャリア

1. 共沈法 ―― 溶解度積 → ○ 正しい
2. 電気泳動法 ―― 担体 → ×
担体は分離のためでなく沈殿させるために加える。
3. 溶媒抽出法 ―― アンモニア → ×
遠心抽出機等のほか様々な方法で利用されている。
4. 昇華・蒸留法 ―― Rf 値 → ×
Rf 値は薄層クロマトグラフィなどで用いられる。
5. 薄層クロマトグラフィ ―― ガスキャリア → ×

解答 →1

Q039 標識化合物と合成法の組み合わせで正しいのはどれか。2つ選べ。

1. ^{3}H 標識化合物 ―― グリニャール反応
2. ^{14}C 標識化合物 ―― 生合成法
3. ^{18}F 標識化合物 ―― 間接標識法
4. ^{99m}Tc 標識化合物 ―― クロラミンＴ法
5. ^{125}I 標識化合物 ―― ボルトンハンター法

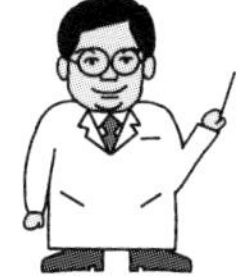

1. ^{3}H 標識化合物 ―― グリニャール反応 → × ^{14}C 標識化合物
2. ^{14}C 標識化合物 ―― 生合成法 → ○ 正しい
3. ^{18}F 標識化合物 ―― 間接標識法 → × タンパク質のヨウ素間接標識
4. ^{99m}Tc 標識化合物 ―― クロラミンＴ法 → × タンパク質のヨウ素直接標識
5. ^{125}I 標識化合物 ―― ボルトンハンター法 → ○ 正しい

解答 →2、5

Q 040 標識化合物の放射化学的純度検定に用いられるのはどれか。2つ選べ。

1. PIXE法
2. 逆希釈法
3. 電気泳動法
4. 反跳合成法
5. 電子線解析法

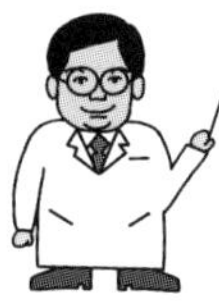

1. PIXE法 → × 特性X線のエネルギースペクトルを解析
2. 逆希釈法 → ○
3. 電気泳動法 → ○
4. 反跳合成法 → × 複雑な化合物を標識する
5. 電子線解析法 → × 回析電子を観察し、物質の状態を観察する方法

—逆希釈法の特徴—

- 試料中に含まれる放射性化合物を定量する方法である。
- 試料の一定量を溶解し、定量したい放射性物質と化学的に同一な非放射性物質を一定量を加えて混合する。この混合液の一部を取り出して放射能と重量を測定し、比放射能を求める。
- 比較的簡単な操作で信頼性は高い。

解答 →2、3

Q 041 半減期10分の核種を製造することにした。10分間照射した生成放射能に対する30分間照射した生成放射能の比はどれか。

1. 1.25
2. 1.50
3. 1.75
4. 2.25
5. 3.00

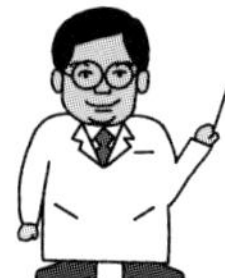

1. 1.25 → ×
2. 1.50 → ×
3. 1.75 → ○
4. 2.25 → ×
5. 3.00 → ×

$$A=N\sigma f\left(1-e^{-\lambda t}\right)=N\sigma f\left\{1-\left(\frac{1}{2}\right)^{t/T}\right\}$$

ここで、A は生成放射能、N は照射される原子の原子数、σ は核反応断面積、f は粒子束密度、λ は壊変定数、T は半減期、t は照射時間

よって

$$A_{30}/A_{10}=\frac{7}{8}\times\frac{2}{1}=1.75$$

解答 → 3

Q042 ^{99}Mo-^{99m}Tc ジェネレータを 1 週間ミルキングしなかった場合、カラム中の ^{99m}Tc と ^{99}Tc の原子数の関係で正しいのはどれか。

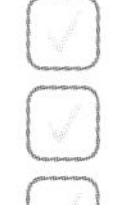

1. ^{99m}Tc は ^{99}Tc より極端に多い。
2. ^{99m}Tc は ^{99}Tc よりわずかに多い。
3. ^{99m}Tc は ^{99}Tc とほとんど等しい。
4. ^{99}Tc は ^{99m}Tc より極端に多い。
5. ^{99}Tc は ^{99m}Tc よりわずかに多い。

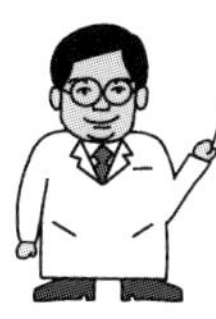

1. ^{99m}Tc は ^{99}Tc より極端に多い。 → ×
2. ^{99m}Tc は ^{99}Tc よりわずかに多い。 → ×
3. ^{99m}Tc は ^{99}Tc とほとんど等しい。 → ×
4. ^{99}Tc は ^{99m}Tc より極端に多い。 → ○ 正しい
5. ^{99}Tc は ^{99m}Tc よりわずかに多い。 → ×

1 週間溶出しなかったジェネレータ内では、すべてのテクネチウムのうち約 98%が ^{99}Tc である。

解答 → 4

Q043 生物学的半減期を T_b、物理的半減期を T_p とすると有効半減期を表すのはどれか。

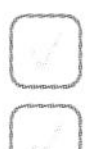

1. $\frac{(T_b+T_p)}{2}$
2. $\sqrt{{T_b}^2+{T_p}^2}$
3. $\frac{1}{T_b}+\frac{1}{T_p}$
4. $\frac{T_bT_p}{(T_b+T_p)}$
5. $\frac{1}{(T_b+T_p)}$

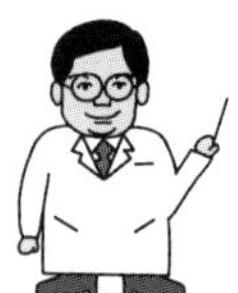

1. $\frac{(T_b+T_p)}{2}$　→　×
2. $\sqrt{T_b{}^2+T_p{}^2}$　→　×
3. $\frac{1}{T_b}+\frac{1}{T_p}$　→　×
4. $\frac{T_bT_p}{(T_b+T_p)}$　→　○
5. $\frac{1}{(T_b+T_p)}$　→　×

解答　→ 4

Q 044　過渡平衡が成立する親核種の壊変定数（λ_1）と娘核種の壊変定数（λ_2）の関係はどれか。

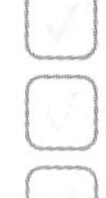

1. $\lambda_1 \ll \lambda_2$
2. $\lambda_1 < \lambda_2$
3. $\lambda_1 = \lambda_2$
4. $\lambda_1 > \lambda_2$
5. $\lambda_1 \gg \lambda_2$

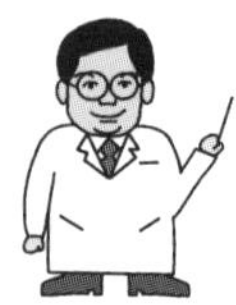

1. $\lambda_1 \ll \lambda_2$　→　×
2. $\lambda_1 < \lambda_2$　→　○
3. $\lambda_1 = \lambda_2$　→　×
4. $\lambda_1 > \lambda_2$　→　×
5. $\lambda_1 \gg \lambda_2$　→　×

―過渡平衡の成立―

・親核種 A の半減期が娘核種 B の半減期よりも長い場合である。

・十分な時間が経過すると娘核種は親核種の半減期で減衰するようになる。

・最初は親核種の壊変により、娘核種の放射能は急激に増加し極大に達する。極大を超えると、$\lambda_B N_B$ の減少の割合は一定に達する。

解答　→ 2

Q 045　γ線エネルギーが最も高いのはどれか。

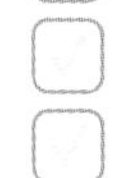

1. ^{18}F
2. ^{67}Ga
3. ^{99m}Tc
4. ^{123}I
5. ^{201}Tl

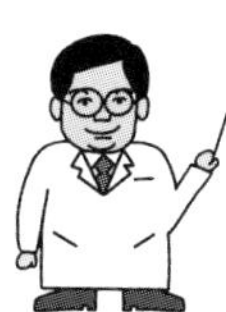

1. ^{18}F → ○ 0.511 MeV（消滅放射線）
2. ^{67}Ga → × 0.0933 MeV（39.2%）、0.185 MeV（21.2%）、0.300 MeV（16.8%）
3. ^{99m}Tc → × 0.141 MeV（89.1%）
4. ^{123}I → × 0.159 MeV（83.3%）、0.529 MeV（1.4%）
5. ^{201}Tl → × 0.167 MeV（10.0%）、0.135 MeV（2.6%）、0.0708 MeV（特性 X 線 73.3%）

解答 → 1

Q046 原子炉生成核種はどれか。2 つ選べ。

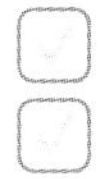

1. ^{11}C
2. ^{15}O
3. ^{131}I
4. ^{137}Cs
5. ^{201}Tl

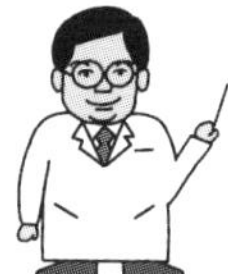

1. ^{11}C → × （p, n）、（p, α）反応
2. ^{15}O → × （p, n）、（d, n）反応
3. ^{131}I → ○ （n, γ）反応　正しい
4. ^{137}Cs → ○ （n, f）反応　正しい
5. ^{201}Tl → × （p, 3n）反応

解答 → 3、4

Q047 ^{99}Mo の放射能が 100 MBq、^{99m}Tc の放射能が 0 のとき、48 時間後の ^{99m}Tc の放射能 [MBq] に最も近いのはどれか。ただし、^{99}Mo の物理的半減期は 66 時間、^{99m}Tc は 6 時間とし、^{99}Mo から ^{99m}Tc への分岐比 0.877 とする。また、指数関数については次の近似が成立するものとする。　$e^{-x}=1-x+\frac{x^2}{2}$

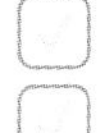

1. 100
2. 80
3. 60
4. 40
5. 20

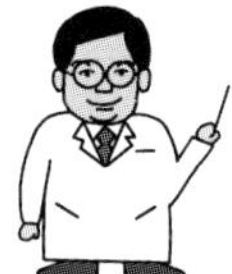

1. 100 → ×
2. 80 → ×
3. 60 → ○
4. 40 → ×
5. 20 → ×

48 時間後の ^{99}Mo の放射能 A_1 とすると

A_1 ＝（100×0.877）×$e^{-\lambda t}$

ここで

$$\lambda t = \frac{0.693}{66} \times 48 \doteqdot 0.5$$

$$e^{-x} = 1 - x + \frac{x^2}{2}$$

に代入すると

e^{-x} ＝ 0.625

よって、

A_1 ＝（100×0.877）×0.625 ≒ 54.8（MBq）

A_2 は次式になる。

$$\frac{A_2}{A_1} = \frac{66}{66-6}$$

$$A_2 = 54.8 \times 1.1 = 60.28 \quad (\mathrm{MBq})$$

解答 → 3

Q048 目的とする放射性核種を溶液に残し、不要な放射性核種を沈殿させるのはどれか。

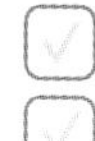

1. 担体
2. 共沈剤
3. 捕集剤
4. 保持担体
5. スカベンジャー

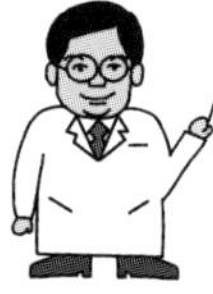

1. 担体 → ×
2. 共沈剤 → ×
3. 捕集剤 → ×
4. 保持担体 → ×
5. スカベンジャー → ○

—スカベンジャー—
・溶液中から不要の放射性核種を選択的に沈殿させて除くために加える担体のことである。
・分離したい RI 以外を沈殿抽出するための担体のことである。
・捕捉剤ともいう。

解答　→5

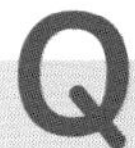

049　放射化学分離法で正しいのはどれか。2 つ選べ。

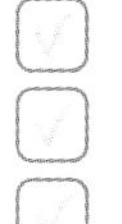

1. 溶液抽出法はトレーサの分離には適さない。
2. 電気化学的分離はイオン化傾向の差を利用する。
3. 吸着法ではラジオコロイドの性質を利用する。
4. 沈殿法では目的核種と異なる元素を担体に用いる。
5. 溶媒抽出法による分離はイオン交換分離より迅速である。

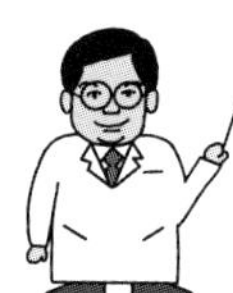

1. 溶液抽出法はトレーサの分離には適さない。　→　×
   担体を使用せず、トレーサ量のままで分離が可能
2. 電気化学的分離はイオン化傾向の差を利用する。　→　○　正しい
3. 吸着法ではラジオコロイドの性質を利用する。　→　×
   吸着法は揮発性有機化合物を物理的に吸着して捕集し処理する方法
4. 沈殿法では目的核種と異なる元素を担体に用いる。　→　×
   凝集沈殿法は水中に懸濁状態で存在する物質を凝集剤により凝集し、沈殿させた後に液中から分離する方法
5. 溶媒抽出法による分離はイオン交換分離より迅速である。　→　○　正しい

解答　→2、5

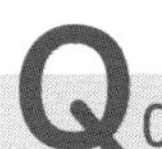

050　標識化合物で正しいのはどれか。

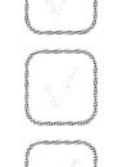

1. 標識率は放射性核種純度と同義である。
2. 標識化合物の純度検定では化学的純度と放射化学的純度を調べる。
3. 一度検定された標識化合物は安定なので、放射化学的不純物を含むことはない。
4. 放射性核種純度は指定の化学形で存在する放射性核種がその物質の全放射能に占める割合である。
5. 放射化学的純度は、化学形と無関係に着目する放射性核種の放射能がその物質の全放射能に占める割合である。

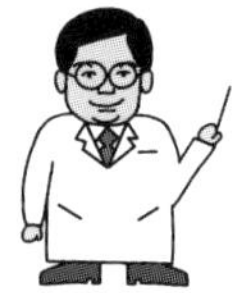

1. 標識率は放射性核種純度と同義である。　→　×
　　放射能に対する目的の標識化合物の割合が、放射性核種純度と同義である。
2. 標識化合物の純度検定では化学的純度と放射化学的純度を調べる。　→　○
3. 一度検定された標識化合物は安定なので、放射化学的不純物を含むことはない。
　→　×　標識化合物は長時間放置していくと放射線による自己不純物が生成される。そのため、放射化学的純度を調べる。
4. 放射性核種純度は指定の化学形で存在する放射性核種がその物質の全放射能に占める割合である。　→　×　目的 RI の放射能÷全体の放射能×100［%］で表す。
5. 放射化学的純度は、化学形と無関係に着目する放射性核種の放射能がその物質の全放射能に占める割合である。
　→　×　目的標識化合物の放射能÷全体の放射能×100［%］で表す。

―標識化合物―

・化合物中の特定の原子を、その同位体で置換して目印としたものである。
・同位体は放射性のものを用いることが多い。
・化学反応や生体の代謝機構の研究に利用する。

解答　→ 2

Q051　放射性核種の記号と元素名の組み合わせで正しいのはどれか。2 つ選べ。

1. ^{90}Sr ――― ストロンチウム
2. ^{90}Y ――― イットリウム
3. ^{111}In ――― イリジウム
4. ^{222}Rn ――― ラジウム
5. ^{226}Ra ――― ラドン

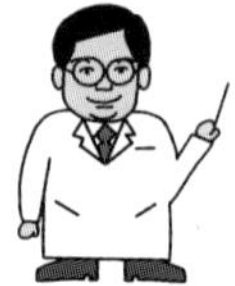

1. ^{90}Sr ――― ストロンチウム　→　○　正しい
2. ^{90}Y ――― イットリウム　→　○　正しい
3. ^{111}In ――― イリジウム　→　×
4. ^{222}Rn ――― ラジウム　→　×
5. ^{226}Ra ――― ラドン　→　×

解答　→ 1、2

Q052 物理的半減期の最も短い核種はどれか。

1. ^{3}H
2. ^{90}Sr
3. ^{131}I
4. ^{133}Xe
5. ^{137}Cs

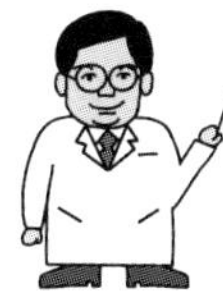

1. ^{3}H → × 12.3 年
2. ^{90}Sr → × 28.7 年
3. ^{131}I → × 8.02 日
4. ^{133}Xe → ○ 5.24 日
5. ^{137}Cs → × 30.0 年

解答 → **4**

Q053 ミルキングによって得られる核種はどれか。

1. ^{18}F
2. ^{81}Rb
3. ^{90}Sr
4. ^{99}Mo
5. ^{199m}Tc

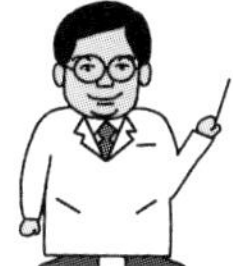

1. ^{18}F → × サイクロトロン核種
2. ^{81}Rb → × サイクロトロン核種
3. ^{90}Sr → × 原子炉生成核種
4. ^{99}Mo → × 原子炉生成核種
5. ^{99m}Tc → ○ 正しい

―ミルキング―

- 長寿命の親核種から短命の放射性物質を継続的に供給する方法である。
- 核医学の分野で放射性医薬品を供給するためによく使用される。
- 発生装置（ジェネレータ）内に溶媒等を流し込み、担持された親核種から目的の娘核種を分離し、それを繰り返すことができる。
- 親核種の半減期が子孫核種の半減期に比べて長いことが必要である。

解答 → **5**

Q054　放射化学分離について正しいのはどれか。2つ選べ。

1. 放射能濃度は、単位面積あたりの放射能を表す。
2. スカベンジャーは、目的の放射性核種を沈殿させる。
3. 陽イオン交換樹脂は、核分裂生成物の分離に用いる。
4. 放射性核種の効果的分離のために加える非放射性物質を担体という。
5. 溶媒抽出法の分配比は、有機相を基準に水相に何倍多く抽出されるかを表す。

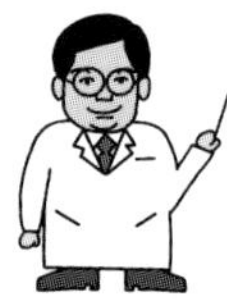

1. 放射能濃度は単位面積あたりの放射能を表す。　→　×
   放射能濃度は単位容積あるいは単位質量あたりの放射能を表す。
2. スカベンジャーは目的の放射性核種を沈殿させる。　→　×
   目的核種以外を沈殿させるために用いられる。
3. 陽イオン交換樹脂は核分裂生成物の分離に用いる。　→　◯　正しい
4. 放射性核種の効果的分離のために加える非放射性物質を担体という。
   →　◯　正しい
5. 溶媒抽出法の分配比は有機相を基準に水相に何倍多く抽出されるかを表す。
   →　×　分配比は水相中の溶質の全濃度に対する有機相中の全濃度の割合である。

解答　→3、4

Q055　クロマトグラフィについて誤っているのはどれか。

1. ガスクロマトグラフィでは、気体を移動相として用いる。
2. 薄層クロマトグラフィでは、アルミナを固定相として用いる。
3. カラムクロマトグラフィでは、固定相としてシリカゲルをカラムに装填する。
4. ペーパークロマトグラフィでは、ろ紙の繊維上に保持された水が移動相である。
5. 溶質混合物を移動相によって固定相の中を移動させ相互に分離する方法である。

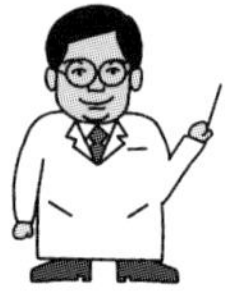

1. ガスクロマトグラフィでは気体を移動相として用いる。　→　×　正しい
2. 薄層クロマトグラフィではアルミナを固定相として用いる。　→　×　正しい
3. カラムクロマトグラフィでは固定相としてシリカゲルをカラムに装填する。
   →　×　正しい
4. ペーパークロマトグラフィではろ紙の繊維上に保持された水が移動相である。
   →　◯　ろ紙の表面に吸着した水を固定相として用いる。
5. 溶質混合物を移動相によって固定相の中を移動させ相互に分離する方法である。
   →　×　正しい

解答　→4

Q056 放射性標識化合物の放射化学的純度の検定に用いるのはどれか。

1. 電気泳動法
2. 昇華・蒸留法
3. 電気化学的方法
4. ラジオコロイド法
5. ジラード・チャルマー法

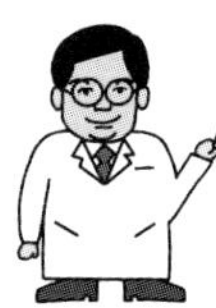

1. 電気泳動法 → ○ 正しい
2. 昇華・蒸留法 → ×
3. 電気化学的方法 → ×
4. ラジオコロイド法 → ×
5. ジラード・チャルマー法 → ×

解答 →1

Q057 関係のない組み合わせはどれか。

1. 分配係数 ——— 溶媒抽出法
2. 反跳効果 ——— ジラード・チャルマー法
3. ^{14}C の標識化合物の合成 ——— グリニャール法
4. 放射化学的純度の検定 ——— 薄層クロマトグラフィ
5. タンパク質の放射性ヨウ素の標識法 ——— ウィルツバッハ法

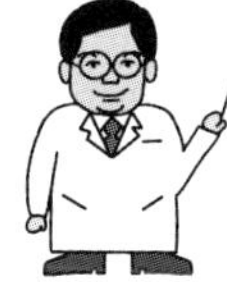

1. 分配係数 ——— 溶媒抽出法 → × 正しい
2. 反跳効果 ——— ジラード・チャルマー法 → × 正しい
3. ^{14}C の標識化合物の合成 ——— グリニャール法 → × 正しい
4. 放射化学的純度の検定 ——— 薄層クロマトグラフィ → × 正しい
5. タンパク質の放射性ヨウ素の標識法 ——— ウィルツバッハ法 → ○

ウィルツバッハ法はトリチウムの標識法である。

―タンパク質の放射性ヨウ素の標識法―

- 目的のタンパク質に高い比放射能でトレーサを加える一般的な方法である。
- ヨウ素標識されたタンパク質は放射性同位体崩壊による活性の喪失および分解を受けやすい。
- 一般的に使用されるのはボルトンハンター試薬を用いた方法である。

解答 →5

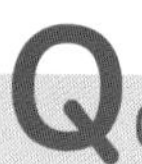

058 放射化分析で誤っているのはどれか。

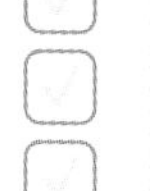

1. 核反応を利用する。
2. 原子炉を利用する。
3. 非破壊分析が可能である。
4. 微量の元素分析に適している。
5. 元素の化学的性質に依存する。

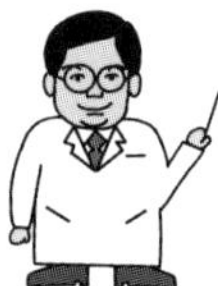

1. 核反応を利用する。 → × 正しい
2. 原子炉を利用する。 → × 正しい
3. 非破壊分析が可能である。 → × 正しい
4. 微量の元素分析に適している。 → × 正しい
5. 元素の化学的性質に依存する。 → ○

元素の化学的性質に依存せず、線種、エネルギー半減期に関係する。

解答 → 5

Q059 核種群について正しいのはどれか。

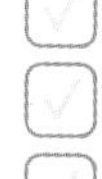

1. 同位体は中性子数が同一である。
2. 同中性子体は陽子数が同一で中性子数が異なる。
3. 放射性同位体は、異なる元素の各種で質量数が同一である。
4. 同重体は、陽子数が同一で中性子数が異なり不安定で壊変する。
5. 核異性体は、原子番号と質量数が同一で核のエネルギー準位が異なる。

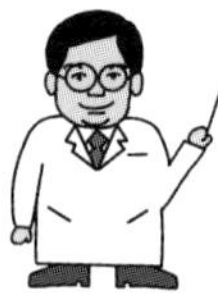

1. 同位体は中性子数が同一である。 → ×
2. 同中性子体は陽子数が同一で中性子数が異なる。 → ×
3. 放射性同位体は、異なる元素の各種で質量数が同一である。 → ×
4. 同重体は、陽子数が同一で中性子数が異なり不安定で壊変する。 → ×
5. 核異性体は、原子番号と質量数が同一で核のエネルギー準位が異なる。 → ○

	原子番号（陽子数）	中性子数	質量数
同位体	同じ	異なる	異なる
同中性子体	異なる	同じ	異なる
同重体	異なる	異なる	同じ
核異性体	同じ	同じ	同じ

解答 → 5

Q060 ヨウ素の同位体で誤っているのはどれか。

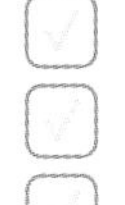

1. ^{127}I は安定同位体である。
2. ^{129}I は PET に用いられる。
3. ^{123}I は SPECT に用いられる。
4. ^{131}I は内用療法に用いられる。
5. ^{125}I はラジオイムノアッセイに用いられる。

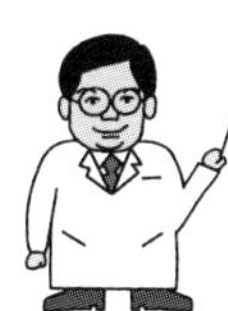

1. ^{127}I は安定同位体である。 → × 正しい
2. ^{129}I に PET に用いられる。 → ○ 誤り

   ^{129}I は半減期が長く、β^- 壊変核種であり、年代測定などに用いられる。
3. ^{123}I は SPECT に用いられる。 → × 正しい
4. ^{131}I は内用療法に用いられる。 → × 正しい
5. ^{125}I はラジオイムノアッセイに用いられる。 → × 正しい

解答 → 2

Q061 ^{140}Ba - ^{140}La から ^{140}La の無担体分離で誤っているのはどれか。

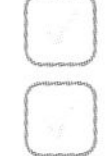

1. 共沈剤として Fe^{3+} を加える。
2. 保持担体として Ba^{2+} を加える。
3. ^{140}La は Fe（OH）$_3$ と共沈する。
4. スカベンジャーとして La^{3+} を加える。
5. 溶媒抽出法で Fe^{3+} を分離する。

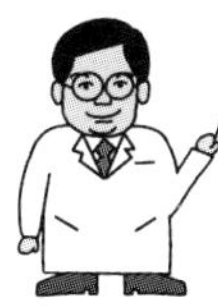

1. 共沈剤として Fe^{3+} を加える。 → × 正しい
2. 保持担体として Ba^{2+} を加える。 → × 正しい
3. ^{140}La は Fe（OH）$_3$ と共沈する。 → × 正しい
4. スカベンジャーとして La^{3+} を加える。 → ○ 誤り
5. 溶媒抽出法で Fe^{3+} を分離する。 → × 正しい

―^{140}Ba - ^{140}La から ^{140}La の無担体分離の方法―

保持担体として Ba^{2+}、捕集剤（共沈剤）として Fe^{3+} を用いて ^{140}La を共沈させる。^{140}La は溶媒抽出法で Fe と分離する。

解答 → 4

Q062 放射性核種の分離法で正しいのはどれか。

1. 蒸留法は試料の揮発性の差を利用する。
2. 電気泳動法はイオン化傾向の差を利用する。
3. イオン交換法は、試料の吸着の差と分配の差を利用する。
4. ガスクロマトグラフィは試料の電荷の違いを利用する。
5. 電気化学的分離法は、イオン交換体の分配係数の違いを利用する。

1. 蒸留法は試料の揮発性の差を利用する。 → ○ 正しい
2. 電気泳動法はイオン化傾向の差を利用する。 → ×
   電気泳動法は試料の電荷の違いを利用し、分子量の差によって分離する。
3. イオン交換法は試料の吸着の差と分配の差を利用する。 → ×
   イオン交換法はイオン交換体の分配係数の違いを利用して分離する。
4. ガスクロマトグラフィは試料の電荷の違いを利用する。 → ×
   ガスクロマトグラフィは、試料の吸着度や分配力の違いによる移動速度を利用して分離する。
5. 電気化学的分離法はイオン交換体の分配係数の違いを利用する。→ ×
   電気化学的分離法は、放射性核種の電位差を用いてイオン化傾向を利用して分離する。

解答 →1

Q063 原子番号 Z、質量数 A の核種について、放射性壊変の形式と壊変による Z と A の変化の組み合わせで正しいのはどれか。2 つ選べ。

1. α 壊変 ——— Z, A
2. β^+ 壊変 ——— Z − 1, A
3. β^- 壊変 ——— Z + 1, A
4. 核異性体転移 ——— Z − 1, A
5. 軌道電子捕獲 ——— Z − 2, A − 4

1. α 壊変 ——— Z, A → × α 壊変は Z − 2, A − 4
2. β^+ 壊変 ——— Z − 1, A → ○ 正しい
3. β^- 壊変 ——— Z + 1, A → ○ 正しい
4. 核異性体転移 ——— Z − 1, A → × 核異性体転移は Z, A
5. 軌道電子捕獲 ——— Z − 2, A − 4 → × 軌道電子捕獲は Z-1, A

解答 →2、3

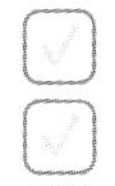

064 ^{99}Mo-^{99m}Tc ジェネレータで正しいのはどれか。2 つ選べ。

1. 永続平衡が成立する。
2. ミルキングによって ^{99}Mo が溶出する。
3. 吸着剤として陽イオン交換樹脂を用いる。
4. ジェネレータ内で娘核種の放射能比は最大値を示す。
5. 放射平衡に達すると親核種と娘核種の放射能比は一定となる。

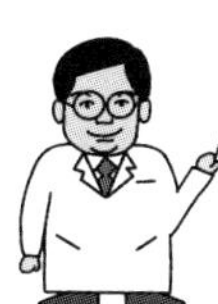

1. 永続平衡が成立する。 → × 過渡平衡である
2. ミルキングによって ^{99}Mo が溶出する。 → × ^{99m}Tc が溶出する
3. 吸着剤として陽イオン交換樹脂を用いる。 → × アルミナ（酸化アルミニウム）を用いる。
4. ジェネレータ内で娘核種の放射能比は最大値を示す。 → ○ 正しい
5. 放射平衡に達すると親核種と娘核種の放射能比は一定となる。 → ○ 正しい

解答 → 4、5

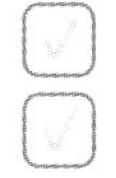

065 PIXE 法で正しいのはどれか。2 つ選べ。

1. サイクロトロンを用いる。
2. 多元素同時分析は困難である。
3. 対象となる試料に X 線を照射する。
4. 原子核内の陽子との相互作用を利用している。
5. 特性 X 線のエネルギースペクトルを解析する。

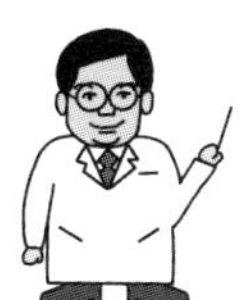

1. サイクロトロンを用いる。 → ○
2. 多元素同時分析は困難である。 → ×
   多元素同時分析は可能である。
3. 対象となる試料に X 線を照射する。 → ×
   対象となる試料に陽子線を照射する。
4. 原子核内の陽子との相互作用を利用している。 → ×
   原子核内の軌道電子との相互作用を利用している。
5. 特性 X 線のエネルギースペクトルを解析する。 → ○

解答 → 1、5

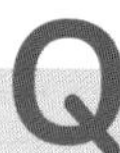

Q066　放射化学分離で正しいのはどれか。

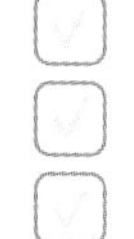

1. ラジオコロイドはイオン交換樹脂に吸着する。
2. 保持担体は、目的以外の放射性核種を溶液から除く役割をする。
3. スカベンジャーは、共存する放射性核種を溶液に残す役割をする。
4. 比放射能は、元素または化合物の単位容積あたりの放射能である。
5. 共沈法では目的放射性核種に類似する化学的性質の非同位体担体を用いる。

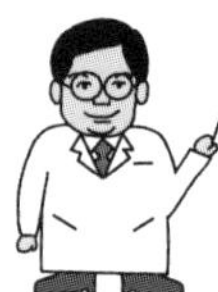

1. ラジオコロイドはイオン交換樹脂に吸着する。
   → ×　ろ紙やガラスなどに吸着する。
2. 保持担体は目的以外の放射性核種を溶液から除く役割をする。
   → ×　保持担体でなく、スカベンジャーである。
3. スカベンジャーは共存する放射性核種を溶液に残す役割をする。
   → ×　スカベンジャーでなく、保持担体である。
4. 比放射能は元素または化合物の単位容積あたりの放射能である。
   → ×　単位質量あたり
5. 共沈法では目的放射性核種に類似する化学的性質の非同位体担体を用いる。
   → ○　正しい

非同位体担体でなく、目的とする金属イオン数種類を含む溶液にアルカリを添加する。

解答　→ 5

Q067　放射化学分離で正しいのはどれか。

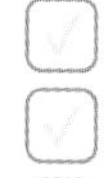

1. ^{17}O を用いて標識化合物の合成を行う。
2. ^{15}O は標識化合物の合成が不可能である。
3. ^{18}F-FDG はフルクトースの誘導体である。
4. 標識合成は短時間で効率良く行わなければならない。
5. ^{18}F-FDG の合成方法は、^{18}O^{-} イオンを用いるイオン法がある。

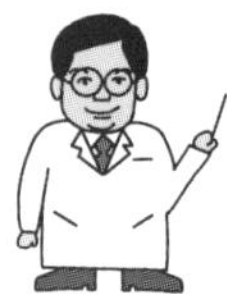

1. ^{17}O を用いて標識化合物の合成を行う。　→ ×　^{17}O は安定核種である。
2. ^{15}O は標識化合物の合成が不可能である。　→ ×　^{15}O は合成できる。
3. ^{18}F-FDG はフルクトースの誘導体である。
   → ×　^{18}F-FDG はグルコースの誘導体である。
4. 標識合成は短時間で効率良く行わなければならない。　→ ○　正しい
5. ^{18}F-FDG の合成方法は ^{18}O^{-} イオンを用いるイオン法がある。
   → ×　^{18}F-FDG の合成方法はフッ素イオン法を用いる。

解答　→ 4

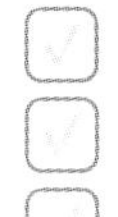

068　炭素の同位体で正しいのはどれか。2 つ選べ。

1. ^{11}C は天然に存在する。
2. ^{13}C は天然に存在する。
3. ^{11}C は安定同位体である。
4. ^{13}C は放射性同位体である。
5. ^{14}C は年代測定に利用される。

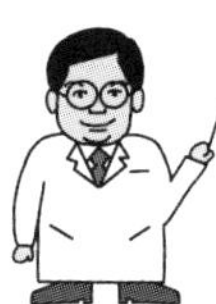

1. ^{11}C は天然に存在する。　→　×　天然に存在しない
2. ^{13}C は天然に存在する。　→　○　**^{12}C と ^{13}C が安定。正しい**
3. ^{11}C は安定同位体である。　→　×　**放射性同位体**
4. ^{13}C は放射性同位体である。　→　×　**^{13}C は安定**
5. ^{14}C は年代測定に利用される。　→　○　**正しい**

解答　→ **2、5**

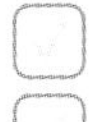

069　原子炉で生成される核種はどれか。2 つ選べ。

1. ^{67}Ga
2. ^{99}Mo
3. ^{123}I
4. ^{131}I
5. ^{201}Tl

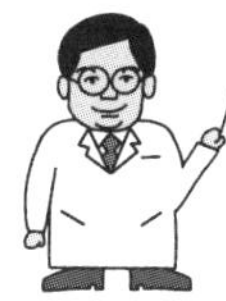

1. ^{67}Ga　→　×
2. ^{99}Mo　→　○　正しい
3. ^{123}I　→　×
4. ^{131}I　→　○　正しい
5 ^{201}Tl　→　×

原子炉生成核種：^{32}P、^{51}Cr、^{59}F、^{60}Co、^{90}Sr、^{99}Mo、^{125}I、^{131}I、^{133}Xe、^{137}Cs

解答　→ **2、4**

Q070　PET 薬剤の放射化学的純度の検定に用いるのはどれか。

1. ホットアトム法
2. クロラミン -T 法
3. トリチウムガス接触法
4. 高速液体クロマトグラフィ
5. ラクトパーオキシダーゼ法

1. ホットアトム法　→　×
2. クロラミン -T 法　→　×
3. トリチウムガス接触法　→　×
4. 高速液体クロマトグラフィ　→　○
5. ラクトパーオキシダーゼ法　→　×

―放射性標識化合物の放射化学的純度の検定に用いる方法―

・γ線スペクトロメトリ
・ペーパークロマトグラフィ法
・カラムクロマトグラフィ法
・液体クロマトグラフィ法
・電気泳動法
・同位体逆希釈法

解答　→ 4

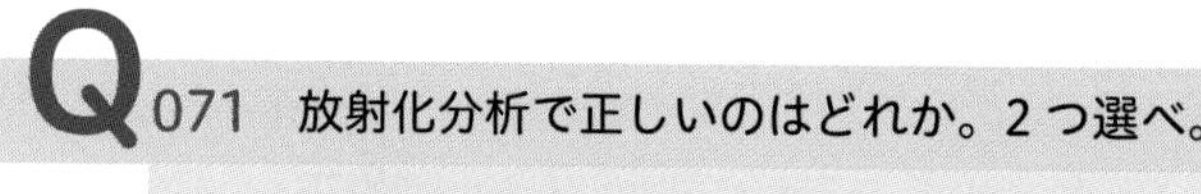

Q071　放射化分析で正しいのはどれか。2 つ選べ。

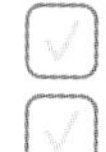

1. 検出感度が高い。
2. 成分定量の精度が高い。
3. 自己遮へいの影響がない。
4. 使用する装置が安価である。
5. 多元素同時分析が可能である。

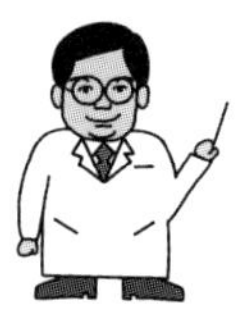

1. 検出感度が高い。　→　○　正しい
2. 成分定量の精度が高い。　→　×　精度は低い
3. 自己遮へいの影響がない。　→　×
　中性子などが試料に吸収されることがあり、比放射能が低下する。
4. 使用する装置が安価である。　→　×　装置が高価である
5. 多元素同時分析が可能である。　→　○　正しい

解答　→ 1、5

Q072 核分裂生成物から生成される放射性核種はどれか。

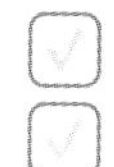

1. ^{60}Co
2. ^{111}In
3. ^{123}I
4. ^{137}Cs
5. ^{201}TL

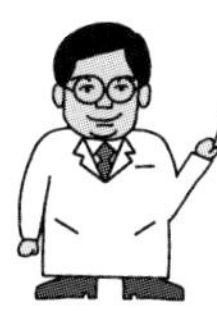

1. ^{60}Co → ×
2. ^{111}In → ×
3. ^{123}I → ×
4. ^{137}Cs → ○ 正しい
5. ^{201}TL → ×

核分裂生成物から生成される放射性核種は、質量数 95 付近と 140 付近の核種である。

解答 → **4**

Q073 放射性核種の分離法で正しいのはどれか。

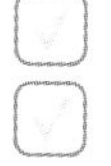

1. 電気泳動法はイオン化傾向の違いを利用する。
2. ラジオコロイド法はイオン交換樹脂を利用する。
3. 電気化学的方法はイオン移動度の違いを利用する。
4. 昇華・蒸留法は、気体になりやすい元素や化合物の分離に適している。
5. 溶媒抽出法は、有機相に溶解している目的放射性核種を水相に抽出する。

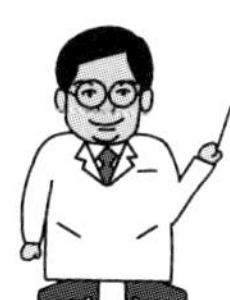

1. 電気泳動法はイオン化傾向の違いを利用する。 → ×
2. ラジオコロイド法はイオン交換樹脂を利用する。 → ×
3. 電気化学的方法はイオン移動度の違いを利用する。 → ×
4. 昇華・蒸留法は気体になりやすい元素や化合物の分離に適している。 → ○ 正しい
5. 溶媒抽出法は有機相に溶解している目的放射性核種を水相に抽出する。 → ×

解答 → **4**

Q074　放射化学分離法で関係のない組み合わせはどれか。

1. イオンクロマトグラフィ ——— 有機高分子物
2. ペーパークロマトグラフィ ——— 展開溶液
3. ガスクロマトグラフィ ——— 充填
4. 薄層クロマトグラフィ ——— Rf 値
5. ラジオコロイド法 ——— クロロホルム

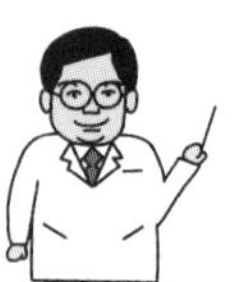

1. イオンクロマトグラフィ ——— 有機高分子物 → × 正しい
2. ペーパークロマトグラフィ ——— 展開溶液 → × 正しい
3. ガスクロマトグラフィ ——— 充填 → × 正しい
4. 薄層クロマトグラフィ ——— Rf 値 → × 正しい
5. ラジオコロイド法 ——— クロロホルム → ○ 関係ない

解答 → 5

Q075　標識化合物の放射性核種純度の検定に用いるのはどれか。

1. PIXE 法
2. 電気泳動法
3. γ 線スペクトロメトリ
4. オートラジオグラフィ法
5. 薄層クロマトグラフィ法

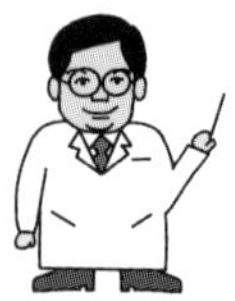

1. PIXE 法 → ×
2. 電気泳動法 → ×
3. γ 線スペクトロメトリ → ○
4. オートラジオグラフィ法 → ×
5. 薄層クロマトグラフィ法 → ×

—放射性標識化合物の放射化学的純度の検定に用いる方法—

・ペーパークロマトグラフィ法
・カラムクロマトグラフィ法
・液体クロマトグラフィ法
・電気泳動法
・同位体逆希釈法
・放射性核種の純度には、化学的純度、放射核種純度、放射化学的純度の 3 種類がある。
　・化学的純度　：着目している放射性核種の量 ÷ 全体量 × 100［%］

物理定数の測定や分光学的手法に用いる。

・放射性核種純度：着目する放射性核種の放射能÷全放射能×100
半減期の測定、β線のエネルギー測定、γ線スペクトロメトリに用いる。

・放射化学的純度：各種クロマトグラフィ（ろ紙、薄層、高速液体）、電気泳動、同位体、希釈分析逆希釈法に用いる。

解答　→3

Q076 オートラジオグラフィ法で正しいのはどれか。2つ選べ。

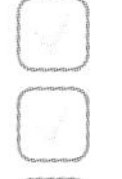

1. イメージングプレート法は写真法よりも定量性が低い。
2. イメージングプレート法は写真法よりも高感度である。
3. α線放出核種はミクロオートラジオグラフィに適している。
4. イメージングプレート法は光刺激ルミネセンスを利用する。
5. イメージングプレート法は写真法よりもダイナミックレンジが狭い。

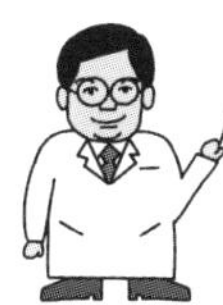

1. イメージングプレート法は写真法よりも定量性が低い。　→　×
イメージングプレート法は写真法より感度が高く、定量が可能である。
2. イメージングプレート法は写真法よりも高感度である。　→　○　正しい
3. α線放出核種はミクロオートラジオグラフィに適している。→　×
イメージングプレート法はβ線放出核種に適している。
4. イメージングプレート法は光刺激ルミネセンスを利用する。→　○　正しい
5. イメージングプレート法は写真法よりもダイナミックレンジが狭い。　→　×
ダイナミックレンジは広い

解答　→2、4

Q077 放射性壊変で正しいのはどれか。

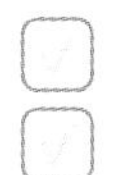

1. α壊変では原子核内に軌道電子が取り込まれる。
2. 軌道電子捕獲では原子核からHeの原子核が放出される。
3. 核異性体転移は励起状態の原子核からγ線が放出される。
4. β^+壊変では原子核内の中性子1個が陽子1個に変換される。
5. β^-壊変では原子核内の陽子1個がニュートリノ1個に変換される。

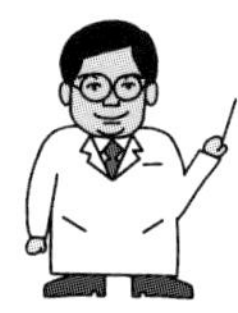

1. α壊変では原子核内に軌道電子が取り込まれる。 → ×
   α壊変は原子核内より ^{4}He が放出される。
2. 軌道電子捕獲では原子核から He の原子核が放出される。 → ×
   軌道電子捕獲は原子核内に軌道電子が取り込まれ、陽子が中性子に変化し、ニュートリノが放出される。
3. 核異性体転移は励起状態の原子核からγ線が放出される。 → ○ 正しい
4. $β^{+}$壊変では原子核内の中性子 1 個が陽子 1 個に変換される。 → ×
   $β^{+}$壊変は原子核内の陽子が中性子に変化し、$β^{+}$粒子とニュートリノが放出される。
5. $β^{-}$壊変では原子核内の陽子 1 個がニュートリノ 1 個に変換される。 → ×
   $β^{-}$壊変は原子核内の中性子が陽子に変化し、$β^{-}$粒子と反ニュートリノが放出される。

解答 → 3

Q078 タンパク質の放射性ヨウ素の間接標識法はどれか。

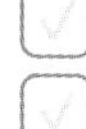

1. ウィルツバッハ法
2. ヨードゲン法
3. クロラミン -T 法
4. ボルトンハンター法
5. ラクトパーオキシターゼ法

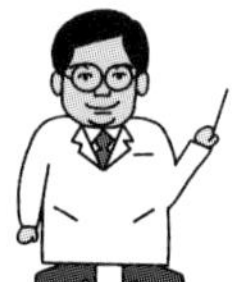

1. ウィルツバッハ法 → ×
2. ヨードゲン法 → ×
3. クロラミン -T 法 → ×
4. ボルトンハンター法 → ○
5. ラクトパーオキシターゼ法 → ×

―放射性ヨウ素の標識法―

間接法 → ボルトンハンター法

直接法 → クロラミン -T 法、ラクトパーオキシターゼ法、ヨードゲン法

解答 → 4

Q079 放射性トレーサ法について誤っているのはどれか。

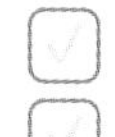

1. 測定感度が高い。
2. 生体に薬理効果が現れる。
3. 分離しなくても定量が可能である。
4. 生きたままの動物で利用可能である。
5. オートラジグラフィは視覚的に観察できる。

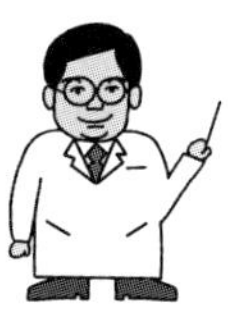

1. 測定感度が高い。 → × 試料は微量でも測定できる
2. 生体に薬理効果が現れる。 → ○ 生体に薬理効果が現れない。正しい
3. 分離しなくても定量が可能である。 → × 分離しなくてもよい
4. 生きたままの動物で利用可能である。 → × 非破壊検査ができる
5. オートラジグラフィは視覚的に観察できる。 → × 視覚的に観察できる

解答 → 2

Q080 組み合わせで正しいのはどれか。

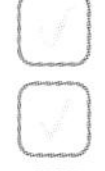

1. Cl ――― クロム
2. Ga ――― ガリウム
3. Sb ――― スズ
4. Cm ――― セシウム
5. Ra ――― ラドン

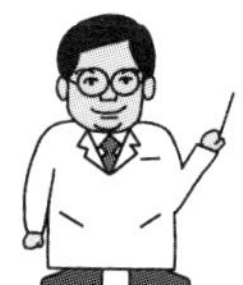

1. Cl ――― クロム → × 塩素
2. Ga ――― ガリウム → ○ 正しい
3. Sb ――― スズ → × アンチモン
4. Cm ――― セシウム → × キュリウム
5. Ra ――― ラドン → × ラジウム

解答 → 2

Q081 天然放射性核種はどれか。

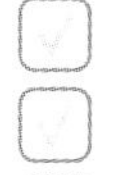

1. ^{19}F
2. ^{31}P
3. ^{40}K
4. ^{59}Co
5. ^{99m}Tc

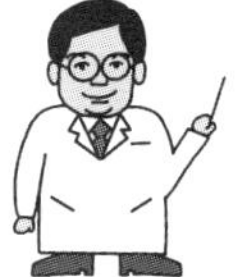

1. ^{19}F → × 安定同位元素
2. ^{31}P → × 安定同位元素
3. ^{40}K → ○ 天然放射性核種
4. ^{59}Co → × 安定同位元素
5. ^{99m}Tc → × ^{99}Mo/^{99m}Tc のミルキングで生成。人工放射性核種

解答 → 3

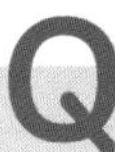

Q082 核反応における原子番号の変化と質量数の変化との組み合わせで正しいのはどれか。

	核反応	原子番号の変化	質量数の変化
1.	(n, p)	−1	0
2.	(γ, n)	0	+1
3.	(n, γ)	0	−1
4.	(p, n)	+1	−1
5.	(d, n)	+1	0

	核反応	原子番号の変化	質量数の変化	
1.	(n, p)	−1	0	→ ○
2.	(γ, n)	0	+1	→ ×
			質量数が 1 減り、原子番号は変わらない。	
3.	(n, γ)	0	−1	→ ×
			質量数が 1 増し、原子番号は変わらない。	
4.	(p, n)	+1	−1	→ ×
			質量数は変わらず、原子番号は 1 増す。	
5.	(d, n)	+1	0	→ ×
			質量数が 1 増し、原子番号は 1 増す。	

解答　→ 1

Q083 クロマトグラフィで正しいのはどれか。

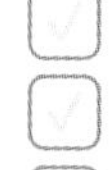

1. 薄層クロマトグラフィはカラムを用いる。
2. ガスクロマトグラフィはカラムに固定相を充填する。
3. ペーパークロマトグラフィは吸着剤にアルミナを用いる。
4. イオン交換クロマトグラフィは固定相にシリカゲルを用いる。
5. ペーパークロマトグラフィは、薄層クロマトグラフィよりも展開が迅速である。

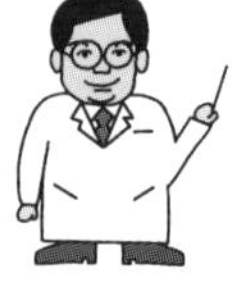

1. 薄層クロマトグラフィはカラムを用いる。　→　×　シリカゲル等を用いる。
2. ガスクロマトグラフィはカラムに固定相を充填する。　→　○　正しい
3 ペーパークロマトグラフィは吸着剤にアルミナを用いる。→　×　ろ紙を用いる。
4. イオン交換クロマトグラフィは固定相にシリカゲルを用いる。
→　×　イオン交換基を用いる。陽イオンクロマトグラフィの固定相の陽イオン交換基はスルホン酸、カルボン酸、リン酸など陰イオンクロマトグラフィの固定相の陰イオン交換基はアンモニウムイオン
5. ペーパークロマトグラフィは、薄層クロマトグラフィよりも展開が迅速である。
→　×　薄層クロマトグラフィはペーパークロマトグラフィよりも展開が迅速である。

解答　→ 2

Q084 標識化合物と合成法の組み合わせで正しいのはどれか。

1. ^{3}H 標識化合物 ——— ウィルツバッハ法
2. ^{14}C 標識化合物 ——— クロラミン -T 法
3. ^{18}F 標識化合物 ——— ボルトン・ハンター法
4. ^{99m}Tc 標識化合物 ——— 生合成法
5. ^{125}I 標識化合物 ——— スズ還元法

1. ^{3}H 標識化合物 ——— ウィルツバッハ法 → ○ 正しい
   ^{3}H 接触還元法、ウィルツバッハ法
2. ^{14}C 標識化合物 ——— クロラミン -T 法 → ×
   グリニャール反応、生合成法、ホットアトム法
3. ^{18}F 標識化合物 ——— ボルトン・ハンター法 → ×
   アルカリ加水分解法
4. ^{99m}Tc 標識化合物 ——— 生合成法 → ×
   スズ還元法
5. ^{125}I 標識化合物 ——— スズ還元法 → ×
   クロラミン -T 法

解答 →**1**

Q085 ある放射性溶液に $^{131}I^{-}$ が 60 kBq、Na^{123}I が 30 kBq、$^{131}IO_2^{-}$ が 10 kBq 含まれていた。^{131}I の放射性核種純度はどれか。

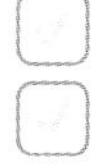

1. 50%
2. 60%
3. 70%
4. 86%
5. 100%

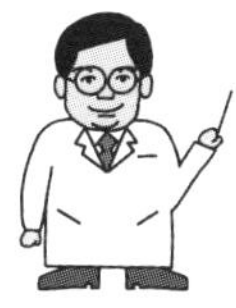

1. 50% → ×
2. 60% → ×
3. 70% → ○
4. 86% → ×
5. 100% → ×

―放射性核種純度の求め方―

放射性核種純度＝（目的 RI の放射能）÷（全体の放射能）×100 [%]

$^{131}I^{-}$60 kBq＋$^{31}IO_2^{-}$10 kBq÷（$^{31}I^{-}$60 kBq、$Na^{123}I$30 kBq、$^{131}IO_2^{-}$10 kBq）×100％＝70％

解答　→3

Q086　放射性標識化合物の分解で正しいのはどれか。2つ選べ。

1. 放射線分解は比放射能に依存しない。
2. α線はβ線よりも放射線分解を起こしやすい。
3. ラジカルが生成されると放射線分解が抑制される。
4. 小分けして保存することで放射線分解を低減できる。
5. 低温で保存するよりも常温で保存する方が放射線分解が起こりにくい。

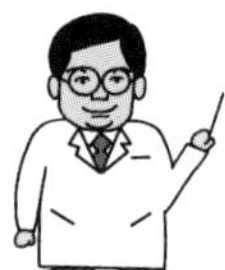

1. 放射線分解は比放射能に依存しない。　→　×
2. α線はβ線よりも放射線分解を起こしやすい。　→　○　正しい
3. ラジカルが生成されると放射線分解が抑制される。　→　×
4. 小分けして保存することで放射線分解を低減できる。　→　○　正しい
5. 低温で保存するよりも常温で保存する方が放射線分解は起こりにくい。→　×

解答　→2、4

Q087　放射分析法で誤っているのはどれか。

1. 放射化分析法がある。
2. 放射滴定法は間接法に分類される。
3. 短半減期核種で標識された化合物に有用である。
4. 直接法は分析試料と標識化合物の反応で生成した沈殿物の放射能を測定する。
5. 分析試料と標識化合物の反応によって沈殿物が生成されなくても分析可能である。

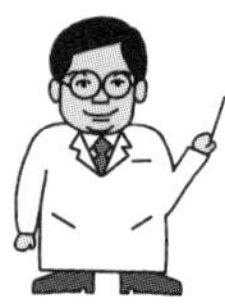

1. 放射化分析法がある。　→　×　正しい
2. 放射滴定法は間接法に分類される。　→　×　正しい
3. 短半減期核種で標識された化合物に有用である。
   →　○　短半減期核種で標識された化合物に有用でない。
4. 直接法は分析試料と標識化合物の反応で生成した沈殿物の放射能を測定する。
   →　×　正しい
5. 分析試料と標識化合物の反応によって沈殿物が生成されなくても分析可能である。
   →　×　正しい

解答　→3

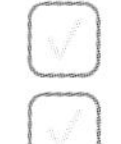

Q088 ペーパークロマトグラフィに関係ないのはどれか。

1. Rf 値
2. 原点
3. カラム
4. スポット
5. 展開溶媒

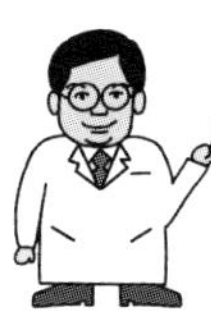

1. Rf 値 → × 関係ある
2. 原点 → × 関係ある
3. カラム → ○ 関係ない
   カラムクロマトグラフィ（シリカゲルカラムクロマトグラフィ、ガスクロマトグラフィ、液体クロマトグラフィ）に使用
4. スポット → × 関係ある
5. 展開溶媒 → × 関係ある

解答 → 3

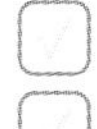

Q089 核種について誤っているのはどれか。

1. ^{68}Ga は安定同位体である。
2. ^{14}C と ^{14}N は同重体である。
3. ^{123}I は放射性同位体である。
4. ^{99m}Tc と ^{99}Tc は核異性体である。
5. ^{133}I と ^{135}Cs は同中性子体である。

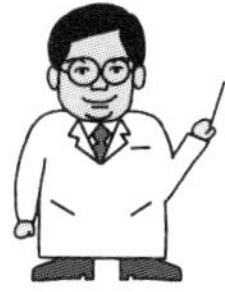

1. ^{68}Ga は安定同位体である。 → ○ 誤り
   β^+崩壊と EC 崩壊を行う。^{68}Ga でなく、^{69}Ga が安定同位体である。
2. ^{14}C と ^{14}N は同重体である。 → × 正しい
3. ^{123}I は放射性同位体である。 → × 正しい
4. ^{99m}Tc と ^{99}Tc は核異性体である。 → × 正しい
5. ^{133}I と ^{135}Cs は同中性子体である。 → × 正しい

解答 → 1

Q090 壊変図式について正しいのはどれか。

1. 縦に質量数を表す。
2. 横にエネルギー準位を表す。
3. γ壊変は右下方の矢印で表す。
4. β^-壊変は左下方の矢印で表す。
5. 分岐壊変を表すことができる。

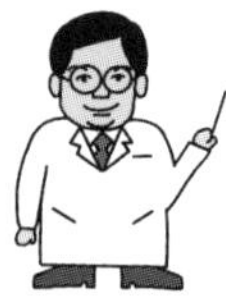

1. 縦に質量数を表す。 → ×
2. 横にエネルギー準位を表す。 → ×
3. γ壊変は右下方の矢印で表す。 → ×
4. β^-壊変は左下方の矢印で表す。 → ×
5. 分岐壊変を表すことができる。 → ○ 正しい

壊変図式には、一番上に初期状態の核種が書かれ、その付近に半減期が、さらに崩壊モードが特殊な核種には崩壊モードが書かれている。上から階層的になっており、一番下が最終状態である。
初期状態から最終状態への遷移は矢印によって表され、その矢印は放射線の種類およびエネルギー、崩壊後の遷移先である励起状態とその遷移確率が明記されている。縦軸にエネルギーを表しており、下から上へと上昇していく。横軸は陽子数を表しており、左から右へと増加していく。
γ線はγ崩壊時に放出されるγ線エネルギーを表しており、β線（斜めの矢印）はβ崩壊時に放出されるβ線の最大エネルギーを表している。陽電子を放出するβ崩壊や、α崩壊においては斜めの矢印は右から左へと向い、これらの場合、陽子数は減少する。矢印の向きで元素の陽子数の増減がわかる。
分岐壊変とは、放射性核種の中には複数の壊変形式をとることである。

解答 → 5

Q091 陽電子放出核種の陽電子の最大エネルギーの大きい順で正しいのはどれか。

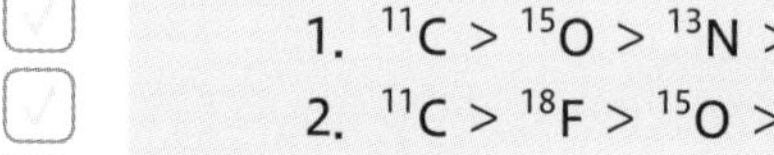

1. $^{11}C > ^{15}O > ^{13}N > ^{18}F$
2. $^{11}C > ^{18}F > ^{15}O > ^{13}N$
3. $^{13}N > ^{11}C > ^{18}F > ^{15}O$
4. $^{15}O > ^{13}N > ^{11}C > ^{18}F$
5. $^{15}O > ^{13}N > ^{18}F > ^{11}C$

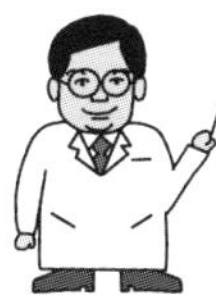

1. $^{11}C > ^{15}O > ^{13}N > ^{18}F$ → ×
2. $^{11}C > ^{18}F > ^{15}O > ^{13}N$ → ×
3. $^{13}N > ^{11}C > ^{18}F > ^{15}O$ → ×
4. $^{15}O > ^{13}N > ^{11}C > ^{18}F$ → ○
5. $^{15}O > ^{13}N > ^{18}F > ^{11}C$ → ×

核種	陽電子の最大エネルギー（MeV）
^{11}C	0.96
^{15}O	1.73
^{13}N	1.20
^{18}F	0.63

解答 →4

Q092 放射性核種の分離の組み合わせで正しいのはどれか。

1. 電気泳動法 ——— イオン化傾向
2. 昇華・蒸留法 ——— 担体
3. 電気化学的置換法 ——— 外部電源
4. ラジオコロイド法 ——— 粒子
5. カラムクロマトグラフィ ——— 有機相

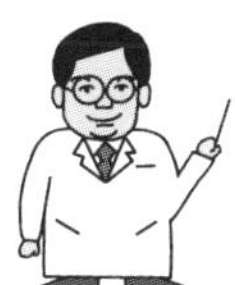

1. 電気泳動法 ——— イオン化傾向 → ×
2. 昇華・蒸留法 ——— 担体 → ×
3. 電気化学的置換法 ——— 外部電源 → ×
4. ラジオコロイド法 ——— 粒子 → ○ 正しい
5. カラムクロマトグラフィ ——— 有機相 → ×

解答 →4

Q093 放射化学的純度の検定で使われるのはどれか。2つ選べ。

1. 高速液体クロマトグラフィ
2. γ線スペクトロメトリ
3. 放射化分析法
4. イオン交換法
5. 電気泳動法

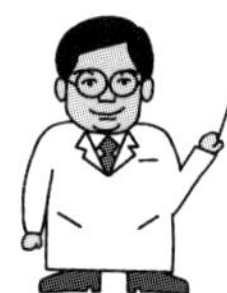

1. 高速液体クロマトグラフィ　→ ○　正しい
2. γ線スペクトロメトリ　→ ×
3. 放射化分析法　→ ×
4. イオン交換法　→ ×
5. 電気泳動法　→ ○　正しい

—放射化学的純度—

（特定の化学形に見出される放射能÷全放射能）×100［%］

検定法：各種クロマトグラフィ（ろ紙、薄層、高速液体）、電気泳動、同位体希釈分析逆希釈法

解答　→1、5

Q094　原子炉を利用する分析法はどれか。

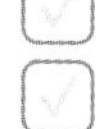

1. PIXE 法
2. 蛍光 X 線分析法
3. 光量子放射化分析法
4. 中性子放射化分析法
5. オートラジオグラフィ

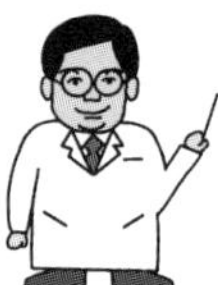

1. PIXE 法　→ ×
2. 蛍光 X 線分析法　→ ×
3. 光量子放射化分析法　→ ×
4. 中性子放射化分析法　→ ○
5. オートラジオグラフィ　→ ×

中性子放射化分析は原子核による中性子捕獲核反応を応用した元素分析法である。 研究用原子炉を中性子源として利用できるようになった。また、放射線の測定技術の進歩とともに飛躍的に発展した。

解答　→4

Q095　半減期 10 分の核種を加速器で製造することとした。10 分間照射した生成放射能（A_1）に対する 20 分間照射した生成放射能（A_2）の（A_2/A_1）はどれか。

1. 0.5
2. 0.67
3. 1.5
4. 2.0
5. 2.55

1. 0.5 → ×
2. 0.67 → ×
3. 1.5 → ○
4. 2.0 → ×
5. 2.55 → ×

飽和係数を計算する問題で飽和係数 $S = 1-\left(\frac{1}{2}\right)^{t/T}$ 、t は照射時間で T は半減期である。

$$A_1 = 1-\left(\frac{1}{2}\right)^{10/10} = 0.5$$

$$A_2 = 1-\left(\frac{1}{2}\right)^{20/10} = 0.75$$

$$\frac{A_2}{A_1} = \frac{0.75}{0.5} = 1.5$$

解答 → **3**

Q 096 放射性核種の分離法のうち、反跳効果を利用したものはどれか。

1. 遠心分離法
2. 電気泳動法
3. 昇華・蒸留法
4. ラジオコロイド法
5. ジラード・チャルマー法

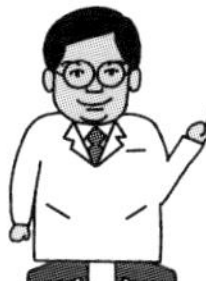

1. 遠心分離法 → ×
2. 電気泳動法 → ×
3. 昇華・蒸留法 → ×
4. ラジオコロイド法 → ×
5. ジラード・チャルマー法 → ○

反跳効果を利用：ホットアトム法、ジラード・チャルマー法

解答 → **5**

Q097 野外において事前に特定の元素を与え、後で生物の一部を採取して放射化する方法はどれか。

1. 同位体希釈分析法
2. PIXE 法
3. 放射化学分析法
4. アクチバブルトレーサ法
5. 赤外分光法

1. 同位体希釈分析法 → ×
2. PIXE 法 → ×
3. 放射化学分析法 → ×
4. アクチバブルトレーサ法 → ○ 原子炉を用いて放射化する
5. 赤外分光法 → ×

解答 → 4

Q098 非放射性同位体の検体の分析に放射性物質を添加する方法で正しいのはどれか。2 つ選べ。

1. 直接希釈分析
2. 放射化学分析
3. 逆希釈法
4. 放射化分析
5. 放射分析法

1. 直接希釈分析 → ○ 正しい
2. 放射化学分析 → ×
3. 逆希釈法 → ×
4. 放射化分析 → ×
5. 放射分析法 → ○ 正しい

解答 → 1、5

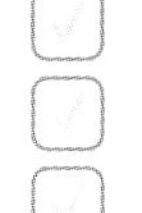

099 中性子放射化分析で誤っているのはどれか。

1. 非破壊検査ができる。
2. 放射化後の試料は清潔に扱う必要がある。
3. 精度が低い。
4. 放射化断面積の大きな元素が放射化に有利である。
5. 半減期の短い核種は短い照射時間で放射化される。

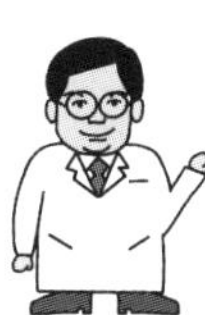

1. 非破壊検査ができる。 → × 正しい
2. 放射化後の試料は清潔に扱う必要がある。 → ○
中性子照射後に試料から放出される γ 線測定だけで定量を行う。
3. 精度が低い。 → × 正しい
4. 放射化断面積の大きな元素が放射化に有利である。 → × 正しい
5. 半減期の短い核種は短い照射時間で放射化される。 → × 正しい

解答 → 2

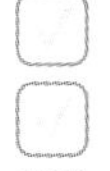

100 中性子による核反応で誤っているのはどれか。

1. ^{6}Li（n, α）^{3}H
2. ^{23}Na（n, γ）^{24}Na
3. ^{32}S（n, p）^{32}P
4. ^{54}Fe（n, pn）^{53}Mn
5. ^{59}Co（n, 2n）^{60}Co

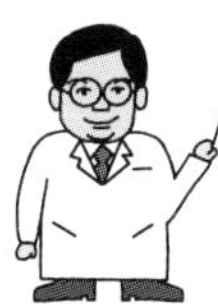

1. ^{6}Li（n, α）^{3}H → × 正しい
2. ^{23}Na（n, γ）^{24}Na → × 正しい
3. ^{32}S（n, p）^{32}P → × 正しい
4. ^{54}Fe（n, pn）^{53}Mn → × 正しい
5. ^{59}Co（n, 2n）^{60}Co → ○ ^{59}Co（n, 2n）^{58}Ni

解答 → 5

診療放射線技師国家試験出題基準に基づく 国家試験対策シリーズ7
診療放射線技師学生のための
なんで なんで？ どうして？
ー放射化学ー

価格はカバーに
表示してあります

2023年 8月 25日 第一版 第1刷 発行

著　者　熊谷　孝三（くまがい　こうぞう）©
発行人　古屋敷　桂子
発行所　株式会社 医療科学社
〒113-0033 東京都文京区本郷3 − 11 − 9
TEL 03（3818）9821　FAX 03（3818）9371
ホームページ http://www.iryokagaku.co.jp
郵便振替 00170-7-656570

ISBN978-4-86003-144-2　（乱丁・落丁はお取り替えいたします）